4/13

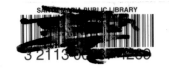

Acabar con el mito
del sida

ANDREAS MORITZ

Acabar con el mito
del sida

*Ha llegado el momento
de curar sus causas reales*

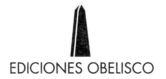

EDICIONES OBELISCO

Si este libro le ha interesado y desea que le mantengamos informado
de nuestras publicaciones, escríbanos indicándonos qué temas son de su interés
(Astrología, Autoayuda, Ciencias Ocultas, Artes Marciales, Naturismo,
Espiritualidad, Tradición…) y gustosamente le complaceremos.

Puede consultar nuestro catálogo en www.edicionesobelisco.com

Colección Salud y Vida natural
ACABAR CON EL MITO DEL SIDA
Andreas Moritz

1.ª edición: noviembre de 2012

Título original: *Ending the AIDS Myth*
Traducción: *Joana Delgado*
Maquetación: *Marga Benavides*
Corrección: *M.ª Jesús Rodríguez*
Diseño de cubierta: *Enrique Iborra*

© 2006, Andreas Moritz
(Reservados todos los derechos)
© 2012, Ediciones Obelisco, S. L.
(Reservados los derechos para la presente edición)

Edita: Ediciones Obelisco, S. L.
Pere IV, 78 (Edif. Pedro IV) 3.ª planta, 5.ª puerta
08005 Barcelona - España
Tel. 93 309 85 25 - Fax 93 309 85 23
E-mail: info@edicionesobelisco.com

Paracas, 59 - Buenos Aires
C1275AFA República Argentina
Tel. (541 - 14) 305 06 33
Fax: (541 - 14) 304 78 20

ISBN: 978-84-9777-905-0
Depósito Legal: B-26.080-2012

Printed in Spain

Impreso en España en los talleres gráficos de Romanyà/Valls S. A.
Verdaguer, 1 - 08786 Capellades (Barcelona)

Reconsiderar el sida

Los primeros casos de sida se diagnosticaron en 1980, pero a pesar de los descomunales esfuerzos de científicos y políticos, el sida sigue siendo una enfermedad misteriosa. Se cree que su causa es el VIH, *virus de inmunodeficiencia humana*, pero los científicos aún no han encontrado un antídoto para esta enfermedad. Hasta el día de hoy no existe una explicación médica convincente de *cómo* el patógeno VIH causa el sida. La teoría actual sobre esta dolencia no alcanza a determinar el tipo de sida que una persona infectada puede desarrollar y no existe un método preciso que establezca cuánto tiempo tardará en aparecer la enfermedad. La teoría del VIH/sida no aporta ninguna información que permita identificar realmente qué personas corren el riesgo de desarrollar la dolencia.

En cuanto al «tratamiento» del sida, hasta hace muy poco, los pacientes podían escoger entre unos cuantos medicamentos que originariamente se habían creado para la quimioterapia contra el cáncer, pero tenían que enfrentarse a ciertos efectos secundarios, como anemia, pérdida del cabello, degeneración muscular, náuseas y otros efectos inmunosupresores. En un primer momento parecía que un nuevo cóctel formado por tres medicamentos –inhibidores de la proteasa–, menos tóxicos que los utilizados originalmente, sería capaz de acabar con el

VIH. Sin embargo, el índice de fracaso de los nuevos fármacos ha alcanzado el 50 % y sigue aumentando, pues las diferentes cepas del VIH desarrollan resistencia a ellos. En la actualidad, ya hay entre un 20 y un 30 % de pacientes infectados con virus resistentes a los inhibidores de la proteasa y la situación empeora cada día. Si bien los fármacos han proporcionado a muchos pacientes de sida una «nueva esperanza de vida» (no necesariamente porque los medicamentos acaben con el VIH, sino porque además atenúan la mayor parte de los demás agentes patógenos, al menos durante un tiempo), la euforia inicial sobre el tratamiento del sida se ha ido atenuando, así como la esperanza de conseguir su curación, al menos en el ámbito de la medicina.

El hecho de que no exista un período de latencia fiable –el tiempo que transcurre desde que una persona se infecta del VIH hasta que desarrolla los síntomas del sida– impide prácticamente predecir el inicio de la enfermedad. A las primeras víctimas se les dijo que podían morir al cabo de un año de infectarse, pero en la actualidad ese período de gracia se alarga hasta 12 o 15 años, lo cual pone en duda el tratamiento inmediato tras la infección del VIH. La mayoría de las personas infectadas por el VIH siguen sin sufrir sida y tan sólo un pequeño porcentaje de ellas desarrollan los síntomas típicos, como neumonía, leucemia o demencia.

Para complicar aún más las cosas, las autoridades sanitarias son incapaces de pronosticar cuántas personas resultarán afectadas por el sida en el futuro, pues sólo un reducido porcentaje del millón de norteamericanos infectados por el VIH, por ejemplo, desarrollarán la enfermedad. Durante la primera veintena de años de existencia de la epidemia, el 95 % de los casos de sida tenía lugar en los principales grupos de riesgo: homosexuales muy promiscuos, heroinómanos y (en algunos pocos casos) hemofílicos, pero desde entonces ha aumentado sin cesar el número de hombres y mujeres heterosexuales que han dado positivo en la prueba del VIH.

Según cálculos oficiales, dos tercios de las personas infectadas por el virus se encuentran en África, donde surgió la epidemia en el transcurso de la década de 1990, y un tercio en Asia, donde la epidemia se ha extendido rápidamente en los últimos años. A finales de 2003, alrededor de unos 34,6 a 42,3 millones de personas de todo el mundo estaban infectadas con el virus, y más de 20 millones ya habían muerto de sida. Sólo en ese año, alrededor de 4,8 millones de personas se infectaron con el VIH y unos 2,9 millones murieron de sida. Sin embargo, tal como veremos más adelante, esas cifras son en buena medida erróneas y han sido manipuladas.

Cuatro años antes, en 1999, las estadísticas mostraban unas cifras que de ningún modo respaldan las actuales. Según la tasa de mortalidad oficial –entre un 50 y un 100 % de las personas infectadas del VIH–, deberían haberse registrado muchas más muertes en África, donde el número de infectados en ese período se estimaba en nada menos que de 6 a 8 millones de personas; y también en Haití, donde más del 6 % de la población había dado positivo en la prueba del virus. Sin embargo, en la década de 1990, en el continente africano se produjeron tan sólo 250.000 casos de sida, y en Haití prácticamente ninguno. Ello nos lleva a una pregunta simple, pero sumamente importante y casi olvidada en relación con el sida: «¿cuál es la causa?».

Hasta ahora no hay pruebas científicas que demuestren que el sida sea una enfermedad contagiosa, aunque la mayoría de las personas así lo crean. Lo que *sí* se sabe según las últimas investigaciones publicadas es que el VIH se contagia heterosexualmente en casos extremadamente raros y que, por consiguiente, puede que no sea responsable de una epidemia que afecta a millones de víctimas de sida en todo el mundo. Tampoco hay pruebas de que el VIH sea el causante del sida. Por otra parte, es un hecho demostrado que el retrovirus VIH, constituido por fragmentos de genes humanos, es incapaz de destruir células humanas, si bien la destrucción celular es una de las características principales de todas las manifestaciones del sida. Incluso el principal descubridor del VIH, Luc Montagnier, ya no cree que el VIH sea el único responsable del sida, y, de hecho, ha demostrado que el VIH por sí sólo no puede provocar el sida. Cada vez hay más pruebas de que el sida es un síndrome de toxicidad o un trastorno metabólico causado por factores de riesgo inmunitario, entre otros, la heroína, los fármacos para potenciar la sexualidad, los antibióticos, los medicamentos que se recetan generalmente para el tratamiento del sida, el sexo anal, la inanición, la malnutrición y la deshidratación. Docenas de eminentes científicos que están hoy en día trabajando en primera línea de la investigación sobre el sida cuestionan abiertamente la hipótesis de que se trate de una enfermedad de origen vírico.

El VIH, un inofensivo virus pasajero

Cuando un germen o un virus infecta a una persona, el microbio causante de la enfermedad permanece presente, en elevadas concentraciones, en el organismo del paciente. En el caso del sida debería encontrarse gran cantidad de material vírico en los tejidos afectados, ya que una cantidad reducida no sería suficiente para ocasionar una destrucción tan masiva como la que se produce en el cuerpo de una víctima de sida. Por consiguiente, el material vírico activo debería estar profusamente presente en los glóbulos blancos del sistema inmunitario, especialmente en las células auxiliares T, así como en las lesiones del *sarcoma de Kaposi* y en las neuronas cerebrales de las personas afectadas de demencia. Pero no se produce ese caso. El retrovirus VIH no se encuentra en *ninguna* de las enfermedades de los tejidos de enfermos de sida. Este hecho por sí solo debería hacer sospechar a todo el mundo sobre la afirmación de que el VIH es el causante de la destrucción de los órganos y sistemas del cuerpo.

Si el VIH fuera capaz de infectar a las células T u otras partes del sistema inmunitario, entonces, como sucede en el caso de otros tipos de infecciones víricas, las partículas víricas o *viriones* se detectarían fácilmente en el torrente sanguíneo. Sin embargo, en la mayoría de los pacientes de sida no se encuentran virus por ningún lado, y en los demás se hallan tan pocos virus en la sangre que ni siquiera podrían causar un simple resfriado. Por consiguiente, los pacientes de sida son seronegativos en la prueba del VIH. En realidad, los 20 millones de muertes atribuidas al sida no han sido causadas por el VIH, sino por otras razones.

Al igual que otros virus, el VIH se inactiva a causa de la rápida producción de anticuerpos por parte del sistema inmunitario del individuo infectado. Cuando, al principio, el VIH infecta el cuerpo, puede alcanzar elevadas concentraciones y durante un breve espacio de tiempo ocasionar, en todo caso, síntomas similares a los de una gripe ligera. Entonces, el sistema inmunitario neutraliza rápidamente el retrovirus y lo deja en estado latente. Puesto que los pacientes de sida que dieron resultado positivo en la prueba del VIH se habían infectado muchos años antes de morir, su retrovirus VIH permanece inactivo.

La prueba del VIH *sólo* puede detectar el virus latente, inactivo, o bien los anticuerpos que produce el sistema inmunitario para conservar la inmunidad frente al virus en el futuro. Por consiguiente, la propia prueba del VIH demuestra la inocuidad del VIH. Aunque muy pocas veces se menciona en las publicaciones médicas, nunca se ha encontrado el VIH en los ganglios linfáticos, en las células macrófagas o dendríticas ni en ninguna otra parte del cuerpo de una víctima de sida; ni siquiera se ha visto señal alguna de infección oculta de virus. Si el VIH fuera el responsable de la destrucción del sistema inmunitario humano, tendría que estar presente en el lugar donde se ocasionó la destrucción, pero no es éste el caso.

Pruebas erróneas del VIH:
La verdadera causa de la epidemia del sida

Cuando a Judith le diagnosticaron que era VIH positivo le dijeron que podía tomar ciertos medicamentos contra el sida para protegerse de la enfermedad, al menos durante un tiempo. Pero cuando se enteró de lo mal que le podían sentar esos fármacos, decidió no tomarlos. Transcurridos 18 meses desde el diagnóstico inicial, Judith no mostraba signo alguno de estar enferma, así que su médico le recomendó volver a hacerse la prueba. Puesto que el nuevo cultivo dio resultado negativo, se hizo otro que dio un resultado impreciso. Para acabar de complicar una situación ya de por sí bastante confusa, el tercer análisis dio positivo al VIH. Incapaz de entender con todas esas pruebas qué era lo que realmente le estaba pasando, Judith empezó a investigar en las publicaciones médicas y comprobó que las pruebas del VIH son muy imprecisas y que incluso la hipótesis del VIH no era en absoluto correcta.

Después del resultado positivo, Judith tuvo dos hijos (que ahora tienen ya dos y seis años de edad), quienes, al igual que ella, son la viva imagen de la salud, sin rastro de ninguna enfermedad grave. Nunca les ha hecho a sus hijos la prueba del VIH. Toda su familia come alimentos naturales, biológicos, y disfruta de una vida completamente normal. Judith y sus hijos no están solos; hay miles de personas que tienen el VIH, que no toman medicamentos para el sida y no muestran síntomas de ninguna enfermedad. Pero son relativamente pocas las personas que se libran de una prueba tan poco fiable.

El VIH sólo se detecta en el cuerpo humano una vez que el sistema inmunitario ha matado al virus con los anticuerpos. La presencia de anticuerpos del VIH demuestra que el virus ha quedado neutralizado y ya no puede causar más daños. De modo que la prueba del VIH debería ser un procedimiento encaminado a informar a las personas infectadas de que el virus ha sido efectivamente destruido, y no a notificarles una sentencia de muerte.

La prueba del VIH que más se utiliza actualmente es la llamada ELISA, que en teoría parece ser una prueba precisa. A una muestra de sangre del paciente se agrega una combinación de proteínas del VIH; si la sangre contiene anticuerpos del VIH, reacciona a las proteínas. Se supone que ello demuestra que el paciente ha sido infectado por el VIH. Hay otra prueba llamada WESTERN BLOT que se realiza a menudo para confirmar el resultado de la primera. Además de no poder detectar el virus real en la sangre del paciente, esas pruebas son tan poco fiables que no sólo no sirven de nada, sino que causan traumas y sufrimientos nunca vistos en todo el mundo. En Rusia, en 1990, después de que 20.000 «pacientes» dieran positivo en la prueba ELISA, sólo en 112 casos se confirmó el diagnóstico en la prueba de WESTERN BLOT. El gobierno francés ha retirado recientemente nueve pruebas del VIH por resultar poco fiables. Si se aplicaran las proporciones reales de estas pruebas a los 40 millones de personas supuestamente infectadas en todo el mundo, daría un total de apenas 224.719 personas infectadas de VIH. Nadie calificaría esto de epidemia, sobre todo cuando la mayoría de las personas infectadas de VIH que no siguen tratamiento farmacológico alguno llevan una vida sana y normal, como es el caso de Judith y sus hijos.

La cifra indicada anteriormente puede ser, de hecho, mucho más baja. La única razón por la que sigue aumentando la lista de víctimas del VIH estriba en que la prueba para diagnosticar esta enfermedad se aplica a cada vez más personas. Las pruebas del VIH más utilizadas son las de detección de anticuerpos, lo que significa que puede producirse una reacción cruzada con las proteínas normales de la sangre humana. Tanto la prueba ELISA como WESTERN BLOT reaccionan a las proteínas que comparten con todos los demás retrovirus que se encuentran en el cuerpo humano. P24 es una de esas proteínas. Si se tiene en cuenta el gran número de retrovirus existentes en el cuerpo, si un paciente ha producido anticuerpos a p24, lo cual suele aceptarse como prueba de la presencia del VIH, las probabilidades de que esté realmente infectado por el VIH son muy escasas. De hecho, existen cerca de 70 afecciones comunes –todas ellas catalogadas médicamente– que se sabe pueden hacer que los test den positivo, desde infecciones por hongos hasta resfriados, gripes, artritis reumatoide, hepatitis, herpes, inoculaciones recientes, drogas o incluso embarazos. Hay, literalmente hablando, miles de millones de personas en todo el mundo que en estos momentos se encuentran en esas condiciones o han pasado por ellas; hacer a esas personas una prueba del sida sería sentenciarlas automáticamente a una enfermedad que quizás no tengan. Eso es exactamente lo que se está haciendo en las campañas humanitarias contra el sida promovidas por la Organización Mundial de la Salud (OMS) y numerosas organizaciones benéficas.

Existe otra categoría de pruebas del VIH, llamadas pruebas de carga vírica, que produce muchos resultados contradictorios, incluso a partir de un mismo análisis de sangre. Se ha hecho creer a la población en general que la prueba del VIH es una prueba fiable que determina si se está infectado por el virus o no. Si todos leyeran los descargos de responsabilidad que acompañan a las pruebas del VIH, quizás empezarían a sospechar algo, al menos lo suficiente para pedir más pruebas, si es que éstas se pueden llevar a cabo. Esos descargos dicen: «En este momento no hay una norma reconocida que establezca la presencia o ausencia del anticuerpo VIH-1 en la sangre humana» o «la prueba AMPLICOR MONITOR VIH-1 (de carga viral) no está concebida para ser utilizada para comprobar el test del VIH o como test diagnóstico que confirme la presencia de una infección VIH», y «esta prueba no debe utilizarse como prueba exclusiva para diagnosticar una infección de VIH-1» (prueba de los Laboratorios Abbott, prueba de carga viral de Roche y Epitope, Test Western Blot Test, respectivamente). Y, para colmo, las pruebas pueden dar resultado positivo en casos de «embarazo previo, transfusiones de sangre… y otras reacciones potenciales no específicas» (prueba Vironostika VIH, 2003).

Si las pruebas del VIH no deben utilizarse con fines de diagnóstico, entonces cabe preguntarse ¿para qué sirven? ¿Por qué en África y Asia se someten cientos de millones de personas a las pruebas de sida si esas pruebas no deberían utilizarse para confirmar la presencia del VIH? ¿Cuántas «reacciones potenciales no específicas» pueden influir en el resultado de la prueba del VIH? Y, además, ¿por qué la OMS declara que hay cerca de 40 millones de personas en el mundo infectadas de sida si esta organización mundial sabe muy bien que las pruebas no pueden utilizarse para respaldar esta afirmación?

Las pruebas del sida se utilizan para hacer estadísticas de una epidemia sin ningún respaldo científico, pero hay gente inocente que las acepta ciegamente, pues no tienen por qué creer que les están engañando con algo tan serio como una enfermedad letal. Esta información debería comunicarse a toda persona que haya dado positivo en la prueba del VIH, pero, de hecho, se oculta a muchos de esos «pacientes». A menos que investiguen por su cuenta, cosa que no es de esperar en el caso de la inmensa mayoría de africanos, asiáticos y sudamericanos, esas personas atemorizadas, confusas e ingenuas se ven inducidas a creer que están infectadas por un virus letal. La mayoría de las personas que participan activamente en la lucha contra el sida ni siquiera conocen los datos científicos, o la falta de los mismos, que subyacen en la teoría del VIH y en esos procedimientos de prueba.

Según un estudio, en el 41% de los pacientes de esclerosis múltiple (EM) se detectó la presencia de anticuerpos p24 en sangre. Eso no significa, sin embargo, que tuvieran el VIH, aunque la prueba ELISA lo determinaría exactamente. Tal y como ha señalado repetidamente el Dr. Robert Gallo, codescubridor del VIH y gran virólogo, p24 no es exclusivo del VIH. Si personas portadoras de virus de la malaria, la hepatitis B y C, la tuberculosis, la mononucleosis, el papiloma, la lepra y otras muchas dolencias se someten a la prueba ELISA, tienen muchísimas posibilidades de ser consideradas víctimas del sida. En África y otros países en vías de desarrollo, las pruebas del VIH se efectúan generalmente a personas que se encuentran mal o que ya han sido diagnosticadas de una de esas dolencias. Debido al gran número de personas que contraen esas enfermedades, es decir, cientos de millones, la cifra de eventuales «falsos positivos» podría superar los 100 millones, dada la continua expansión de las campañas de pruebas diagnósticas, o test.

Tomemos como ejemplo el sorprendente caso de la malaria a escala mundial. En 1999, la OMS calculó que anualmente se producían más de 300 millones de casos clínicos de malaria entre los 2.300 millones de personas (casi un tercio de la población mundial) que corren el riesgo de infectarse con el parásito de la malaria. Según eso, en 2004 más de mil millones de personas habrían contraído la malaria y todas ellas habrían desarrollado anticuerpos contra el inocuo retrovirus p24 presente en la sangre. De los 300 millones de víctimas de la malaria, se calcula que 1,1 millones mueren a causa de esa enfermedad. Si hiciéramos las pruebas del VIH a los 300 millones de víctimas anuales de la malaria, automáticamente tendríamos 299 millones de nuevos casos de infección por el VIH. Por otra parte, más del millón de muertes debidas a la malaria pasarían a ser catalogadas como fallecimientos causados por el sida, puesto que las pruebas ELISA habrían resultado positivas al p24.

Aunque estos números ya son de por sí chocantes, puede que se trate de una subestimación de la epidemia en el mundo, pues sólo se notifica una fracción de los casos de malaria que se producen anualmente y las muertes de niños por culpa de la malaria crónica se atribuyen a menudo a otras enfermedades. Esas estadísticas pueden variar en un factor de tres, en función del método de valoración. Se cree que tan sólo en África los 28 millones de casos registrados representan únicamente entre un 5 y un 10 % de la incidencia total de la malaria en el continente. (Hamoudi & Sachs, 1999).

El Dr. Max Essex, un respetado y destacado experto en sida de la Escuela de Salud Pública de la Universidad de

Harvard, descubrió que un 85 % de los africanos que dieron positivo en la prueba WESTERN BLOT del VIH más tarde dieron resultados negativos.

Otra fuente de falsos positivos en las pruebas del VIH es la enorme variedad de anticuerpos que las personas producen después de una transfusión de sangre y de una exposición al semen y al material vírico ajenos durante la actividad homosexual, así como después de consumir drogas. Se sabe que los homosexuales y los drogodependientes desarrollan muchos más anticuerpos que la media de la población. Las posibilidades, por consiguiente, de que esas personas sean víctimas de un falso resultado positivo de sida son mayores.

Todo esto significa básicamente que no existe un modo fiable de saber cuántas personas están infectadas por el VIH. Tampoco se puede decir cuántas de las llamadas enfermedades del sida, si es que existe alguna, están relacionadas con el VIH.

El premio Nobel Kary Mullis, creador de la primera prueba del VIH, ha cuestionado abiertamente la validez del «virus del sida». Según Mullis, la técnica de detección llamada PCR (reacción en cadena de la polimerasa), que es sumamente sensible, sólo sirve para detectar el VIH latente inactivo, incapaz de dañar a nadie. Mullis dice: «No conozco ni a un solo virólogo que pueda demostrar que el VIH sea el causante del sida [...]». ¡La técnica PCR demuestra que el sida no puede estar causado por un virus! Ello significa, además, que el síndrome de inmunodeficiencia adquirida (sida) puede desencadenarse perfectamente sin la presencia de virus.

El VIH no puede causar más problemas que una gripe

Contrariamente a la hipótesis inicial del VIH-sida, según la cual hay del 50 al 100 % de probabilidades de fallecer de esa infección, sólo unas cuantas de las personas infectadas por el VIH mueren realmente, no más que en cualquier otro tipo de infección. En 1983 se inyectó sangre de pacientes de sida a chimpancés que habían dado positivo en la prueba del VIH, pero cuando 10 años más tarde se sometió a estos animales a más pruebas, se vio que ninguno de ellos había desarrollado ningún signo de enfermedad. En otro experimento realizado en 1994, se inyectó el VIH purificado (altamente concentrado) a más de 50 chimpancés, pero hasta el día de hoy ninguno ha desarrollado síntomas de la enfermedad. Sin embargo, lo que sí mostró el experimento es que, al cabo de un mes, sus sistemas inmunitarios habían producido anticuerpos contra el virus, como sucede en los humanos. La presencia de anticuerpos garantiza la inmunidad permanente contra los microbios. Al igual que los animales no pueden contraer el sida a partir del VIH, los humanos tampoco podemos hacerlo.

Entre otros virus humanos, como los que ocasionan polio, gripe, hepatitis, etc., puede que el VIH sea de los más inofensivos, ya que nuestro sistema inmune lo neutraliza de un modo fácil y rápido. El período de incubación de cada nuevo virus no excede de más de seis semanas, como en el caso del virus de la hepatitis humana. Existe una ley biológica bien fundamentada según la cual ningún germen que no cause síntomas antes de ser eliminado por el sistema inmunitario puede considerarse causa de una enfermedad. En un cuerpo normal y sano, con un sistema inmunitario activo, ningún virus puede sobrevivir más de 10 a 15 días. Por mucho que en teoría fuera posible que unas cuantas partículas víricas sobrevivieran más tiempo, aún tendrían que vencer el sistema inmune, y no serían suficientes en número para superar la capacidad inmunitaria de una persona (al menos, claro, que el sistema inmune esté destrozado por otras causas).

La teoría del sida sostiene que el VIH destruye las células T4 del sistema inmune, lo cual deja al organismo vulnerable frente a todo tipo de infecciones y enfermedades. Pero ya a mediados de la década de 1980 se sabía que la cantidad de células T4 infectadas de VIH es demasiado pequeña para causar una destrucción masiva, y que el cuerpo humano es perfectamente capaz de sustituir las células T4 con mayor rapidez que la velocidad con la que el VIH puede destruirlas.

Desde que se conoció el sida, tal y como lo conocemos, miles de personas, incluidos los trabajadores sanitarios y los hemofílicos, se infectaron accidentalmente del VIH, pero sólo unos cuantos de ellos desarrollaron la enfermedad; de hecho, no más que cualquier otro grupo social. Entre los trabajadores sanitarios que contrajeron el sida, el 90 % pertenecía al grupo de mayor riesgo de contraer esa enfermedad: homosexuales muy promiscuos y drogodependientes que utilizaban jeringas. Entre las personas hemofílicas, que son inmunodeficientes «por naturaleza», mueren tantos seropositivos como seronegativos. Dicho de otro modo: tanto si un hemofílico está infectado por el VIH como si no lo está, las probabilidades que tiene de desarrollar una enfermedad asociada al sida son las mismas. Hasta ahora no ha habido ni un sólo ser humano o animal que haya desarrollado el sida tras haber sido infectado únicamente por el VIH. Este hecho debe ser más que suficiente para reconsiderar el papel del VIH como único agente responsable de causar cientos de enfermedades (relacionadas con el sida) de todo tipo. Luc Montagnier, codescubridor del VIH, ha declarado que, sin otro factor añadido, el VIH no puede causar el sida.

El VIH se comporta como cualquier otro virus

El hombre ha convivido con el VIH mucho antes de que éste se descubriera y antes de que un gran número de personas se sometieran a las pruebas del sida. Lo mismo se puede decir de otros tipos de virus. El virus del *herpes*, por ejemplo, lo tienen dos de cada tres norteamericanos, por ejemplo, mientras que otros dos tercios tienen el herpes del tipo *citomegalovirus*. Cuatro de cada cinco norteamericanos viven con el *virus de Epstein-Barr*, que en algunos pocos de ellos produce mononucleosis o «enfermedad del beso». Muchas más personas albergan el *virus del papiloma*, conocido por causar verrugas. No hay casi nadie en este mundo que no tenga al menos una docena de virus en el cuerpo, cada uno de ellos relacionado con determinada enfermedad infecciosa, pero los científicos no utilizan esas cifras para proclamar que existe un brote masivo de epidemias víricas. Cualquier experto virólogo sabe que esos virus están latentes, es decir, han sido neutralizados por el sistema inmunitario, y sabe también que eso hace que las personas infectadas se inmunicen contra una reinfección, *a menos,* claro está, que el sistema inmunitario haya sido dañado o suprimido por otros factores.

Si el herpes, el VIH y todos los demás tipos de virus latentes en los seres humanos y en los animales que viven en el planeta pudieran causar la muerte, apenas quedaría nadie para atender a los miles de millones de pacientes. El VIH, que es un retrovirus (producido por el propio cuerpo), es totalmente benigno para las células que lo albergan y es, por tanto, incapaz de destruir ninguna de las células que ha infectado. Esto se aplica en especial a las células del sistema inmunitario, que están equipadas con mecanismos de defensa sumamente sofisticados. Para que el VIH fuera destructivo, tendría que inundar literalmente la sangre de todo el cuerpo con partículas virales activas. Sin embargo, el VIH apenas puede detectarse ni siquiera en pacientes de sida terminales, a pesar de utilizar para ello las pruebas más sensibles. Los indicios del VIH que se encuentran en los pacientes de sida son inactivos, lo que significa que son inofensivos y, por tanto, no responsables de la destrucción del organismo. Si el VIH *fuera* el causante del sida, tendría que serlo durante las dos fases de la infección en la que los niveles en sangre de este virus son significativos:

1. Poco después de la infección, cuando el sistema inmune genera anticuerpos.
2. En la última fase del sida, cuando se incrementa el nivel de *toda* la actividad viral a causa del colapso (debido a razones distintas que no tienen nada que ver con la infección por el VIH) del sistema inmunitario.

Existen pruebas científicas suficientes que demuestran que el VIH, aun siendo y permaneciendo inactivo incluso en pacientes de sida, no acaba con las células T y, por consiguiente, ¡no puede causar el sida!

Examen de las investigaciones realizadas

Existen numerosos estudios científicos que señalan que sólo las personas infectadas por el VIH pueden desarrollar el sida (en comparación con aquellas que no están infectadas por este virus). Eso no es más que una correlación, no una relación de causa-efecto. A pesar de no haberse demostrado, esa idea se ha erigido en el argumento más fuerte y persuasivo para convencer tanto a los científicos como a la población en general de que el VIH es la causa del sida. Sin embargo, al revisar cualquiera de esos estudios, se descubre que los grupos infectados estaban constituidos *exclusivamente* por personas pertenecientes a un grupo de riesgo de contraer sida, a saber, homosexuales promiscuos, heroinómanos y pacientes con un historial de enfermedades graves. En cambio, los grupos de control no infectados estaban formados por heterosexuales sanos. En otras palabras: según parece, el sida se desarrolla únicamente en las personas cuyo sistema inmune ya está deteriorado por otras causas.

Las estadísticas oficiales de la década de 1990 revelaron que el 90 % del total de víctimas de sida eran hombres y que el 95 % del total de víctimas vivían en países ricos y pertenecían a uno o más grupos de riesgo anteriormente mencionados. No obstante, en los estudios antes citados no se establece esta distinción. El único factor común entre ambos grupos es la edad. Es bastante obvio que existen más probabilidades de que un heroinómano inmunodeficiente de 25 años sufra una enfermedad inmunitaria que un estudiante de medicina de la misma edad que goza de buena salud, independientemente de que tenga uno o varios virus inactivos en el cuerpo. El hecho de que en la actualidad dé positivo en la prueba del VIH un mayor número de heterosexuales tiene menos que ver con una nueva tendencia que con el aumento de las pruebas en ese grupo social.

¿Podríamos preguntarnos cuántos heterosexuales norteamericanos tienen verrugas ocasionadas por virus? ¡Millones de ellos! ¿Y cuántos de ellos han pasado por transfusiones de sangre o han contraído alguna vez en su vida un virus que causa la malaria, la hepatitis B y C, la tuberculosis, la mononucleosis, la sífilis y otras muchas enfermedades? ¡Millones, también! Si a todos esos millones de personas se les hiciera la prueba del VIH, probablemente darían un resultado positivo, pues es muy probable que hayan desarrollado anticuerpos contra el inofensivo retrovirus p24. Como veremos, las relaciones sexuales entre heterosexuales no son la causa de la propagación del VIH.

En los últimos 15 años, varios científicos han propuesto llevar a cabo un estudio controlado y comparativo entre un gran número de personas infectadas y un número similar de personas no infectadas, todas ellas con el mismo historial médico o los mismos riesgos para la salud. Sin embargo, no existe demasiado interés en realizar un estudio de este tipo, pues se prefiere destruir un virus que erradicar los factores inmunosupresores.

¿VIH + neumonía = sida?

Mientras tanto, se han ido publicando más y más estudios para demostrar que el sida, que no se puede calificar de enfermedad, ya que cada caso manifiesta una combinación diferente de síntomas, sólo lo sufren las personas que han dado positivo en la prueba del VIH. Antes de que se descubriera el VIH, dolencias como la neumonía, la demencia, las infecciones de herpes, la tuberculosis, el sarcoma de Kaposi, la diarrea crónica, diversos linfomas, infecciones de hongos y otras infecciones oportunistas se consideraban enfermedades diferenciadas. En función de si un paciente tenía ya un sistema inmune deficiente o pertenecía a un grupo de riesgo, los síntomas de esas enfermedades se correspondían exactamente con los de las afecciones que ahora se consideran enfermedades de sida.

Antes de que se formulara la hipótesis del VIH-sida, un paciente que moría de neumonía, tuberculosis o linfoma fallecía por las causas respectivas de esas enfermedades. Hoy en día, por el contrario, un paciente que muere de neumonía y tiene anticuerpos contra el VIH o p24 en la sangre se cataloga y define automáticamente como una víctima de sida. Las personas con un bajo recuento de células T en sangre se consideran inmunodeficientes, pero si mantienen el mismo recuento después de una prueba del VIH con resultado positivo, automáticamente se consideran enfermas de sida, tengan o no síntomas clínicos.

Existen ya más de 35 enfermedades que han sido rebautizadas de esta manera con el nombre de «sida». Una de las últimas es el cáncer cervical, la primera enfermedad asociada al sida que sólo afecta a las mujeres. Eso puede dar la falsa impresión de que el sida está ahora afectando también a la comunidad heterosexual. Incluir el cáncer cervical entre las enfermedades del sida ha «incrementado» espectacularmente el número de víctimas femeninas de esa dolencia, al mismo tiempo que ha «reducido» el número de cánceres cervicales comunes entre las mujeres. En conjunto, la tasa de mortalidad dc esas enfermedades no ha cambiado en absoluto. La afirmación de que ahora cada vez hay más heterosexuales afectados por el sida no tiene un fundamento científico, sino que se basa en la ignorancia o la negación de los hechos.

Llamar «sida» a antiguas enfermedades refuerza todavía más la hipótesis de que el sida no se manifiesta nunca en personas que no tengan el VIH. Por definición, no existe sida sin VIH, sin reparar en cuántas personas que no tienen el VIH pueden morir con los mismos síntomas. Así pues, hoy en día, todo lo que se asemeje incluso remotamente a una inmunodeficiencia acompañada de la presencia del VIH se considera una enfermedad del sida, a pesar de que está comprobado que los pacientes de sida con *sarcoma de Kaposi* tienen un sistema inmunitario normal. Se ha alegado que donde esté presente el VIH, el sida será inevitable. Sin embargo, ese argumento no se sostiene: las enfermedades indígenas parecidas al sida existían mucho antes de que se implantara la prueba del VIH. Lo que ha cambiado es que las viejas enfermedades se han rebautizado y «transformado» en enfermedades del sida, siempre que el VIH también esté presente. No obstante, en realidad, en el mundo no hay más casos de sida con VIH que sin VIH.

Graves manipulaciones estadísticas

Tan sólo en Estados Unidos, por ejemplo, el número estimado de un millón de personas afectadas por el VIH ha permanecido estable desde que se pudo disponer en 1985 de las pruebas para detectar este virus. Si se tiene en cuenta que las pruebas del VIH proporcionan más resultados falsos positivos que correctos positivos, puede que en realidad haya pocos norteamericanos infectados. De ellos, independientemente de que hayan sido verdaderos positivos o no, en el año 1993 se diagnosticó sida a menos de un tercio, y 121.000 de ellos seguían con vida. Más de dos tercios de los norteamericanos infectados por el VIH no han desarrollado desde 1986 ningún síntoma de sida, y esa proporción, que de por sí es bastante amplia, va aumentando año tras año. El número de nuevos casos de sida está disminuyendo desde hace varios años y en 1996 experimentó un importante descenso, a pesar de que los nuevos casos de sida que se producen cada año se han ido sumando hasta ahora al total de víctimas de la enfermedad. Durante ese mismo período, aunque los nuevos tratamientos de sida sólo estuvieron disponibles a partir de 1996, la tasa de mortalidad por esa enfermedad en todo Estados Unidos se redujo de modo considerable, con un descenso del 44 % durante la primera mitad de 1997. En Europa occidental la tendencia fue similar, también antes de la introducción de nuevos tratamientos. Éstos no tuvieron absolutamente nada que ver con dicho descenso, aunque es muy posible que las grandes campañas publicitarias llevadas a cabo por los laboratorios farmacéuticos quieran hacernos creer lo contrario.

En la medianoche del 1 de enero de 1993 se produjo una explosión artificiosa de sida. En la Nochevieja de 1992, el *Los Angeles Times* proclamó: «Nada menos que 40.000 estadounidenses que han dado positivo en las pruebas del VIH se despertarán el día de Año Nuevo con diagnóstico de sida». Tal como se predijo, el número de nuevos casos de sida ascendió un 204 % en los tres primeros meses de 1993, en comparación con el mismo período del año anterior. Esta manipulación estadística y otras similares se deriva del hecho de que en la lista oficial de enfermedades del sida se hubieran incluido formas mucho más benignas.

La misma manipulación de datos ha afectado también a las cifras de sida en el mundo: al añadir a las enfermedades relacionadas con el sida cada vez más variantes de enfermedades autóctonas de los países en vías de desarrollo, se crea la falsa impresión de que estamos asistiendo a una explosión de sida en el Tercer Mundo. Las estadísticas facilitadas por la OMS muestran que en 1995 el sida aumentó un 25 %, alcanzando la cifra de 1,3 millones de casos. Esta cifra, obviamente, se triplicó diez años más tarde, una vez más a causa de una manipulación estadística,

de resultados en falso de las pruebas del VIH y de la reca-
lificación de dolencias existentes entre las enfermedades
del sida.

En aquellos lugares del mundo donde hay más personas infectadas que en Estados Unidos, el número real de
casos de sida es significativamente menor. Así, por ejemplo, tan sólo 250.000 de los 6 a 8 millones de africanos
que entre 1985 y 1995 se dijo que estaban infectados de
sida contrajeron esta enfermedad, o como quiera llamar-
se a las patologías antes denominadas tuberculosis, mononucleosis, diarrea, delgadez extrema (a diferencia de
nuestro síndrome de desgaste progresivo). Todas estas
dolencias han sido recalificadas de enfermedades del sida, y ello, obviamente, ha catapultado el sida a la altura
de una epidemia masiva en los países en vías de desarrollo. Si se tiene en cuenta el gran número de personas que
mueren tan sólo de tuberculosis (suman millones cada
año) y el elevado porcentaje de error de las pruebas de
sida en África (85 % o más), es muy posible que las víctimas reales del sida, si es que las hay, no excedan de 50.000
personas.

En Zaire, con tres millones de supuestos infectados
por el VIH, hay tan sólo unos cientos de casos de sida,
menos del 0,02 %. Ningún estudio científico podría afirmar ni por asomo que el VIH es la causa del sida, si se
atiende a esa cifra tan reducida. Su país vecino, Uganda,
con un millón de infectados, sólo ha tenido 8.000 casos
de sida. De los más de 360.000 haitianos infectados, sólo
unos cuantos centenares tienen sida. Los pacientes de sida haitianos, la mayoría de ellos desnutridos, sufren *toxo-
plasmosis,* una enfermedad que *siempre* ha sido una causa

de muerte común. Aun así, puede que estos números sean exagerados, pues las antiguas pruebas del VIH –bastante menos precisas y susceptibles de dar muchos más falsos positivos que las de por sí poco fiables pruebas ELISA y WESTERN BLOT– se realizaron con millones de personas de todo el mundo.

Es posible que los países en vías de desarrollo tengan unos índices de sida tan bajos porque en ellos no se producen factores de riesgo para la salud tan altos como los que se observan entre los homosexuales muy promiscuos, los drogadictos por vía intravenosa y los hemofílicos. Las personas con un extenso historial médico de infecciones oportunistas o que han consumido inhalantcs en el pasado, o han practicado sexo anal, recibido transfusiones de sangre y tomado drogas adictivas tóxicas pertenecen a un grupo de riesgo del sida, tengan o no tengan el VIH. Puesto que estos factores dañan gravemente el sistema inmunitario, los individuos que pertenezcan a este grupo de riesgo tienen más probabilidades de «contraer» el síndrome de inmunodeficiencia adquirida.

Los riesgos de salud específicos de cada grupo son los responsables de los diferentes tipos de enfermedades. Los heroinómanos son los más propensos a sufrir tuberculosis, herpes y pérdida de peso, mientras que los hemofílicos desarrollan neumonía, tengan o no el VIH. Este hecho hace que el VIH sea un inofensivo virus pasajero. Hoy en día existen numerosos casos de neumonía y de tuberculosis *sin* la presencia del VIH, como los hay *con* la presencia del mismo. El *sarcoma de Kaposi* tampoco es una enfermedad exclusiva del sida. La enfermedad de la delgadez extrema es común entre los africanos que dan positivo en la prueba del VIH tanto como entre sus paisanos con un resultado del VIH negativo. La falta de equipos para realizar las pruebas del VIH en gran parte de África lleva a los médicos a diagnosticar sida a sus pacientes simplemente por los síntomas, una práctica muy poco fiable y en absoluto científica. Sin embargo, estos casos se suman a la «prueba estadística» global de que el sida sigue extendiéndose.

El aumento vertiginoso de la epidemia del sida es producto de un engaño a la población basado en datos científicos incorrectos y en una industria farmacológica especuladora que hace todo cuanto puede por acceder sin trabas al beneficio potencial que promete el mercado virgen de las poblaciones del Tercer Mundo. Hasta ahora, los países en vías de desarrollo habían rehusado en su mayoría confiar en la medicina moderna para seguir manteniendo a su población sana. El sida les ha asustado enormemente, de modo que han cedido a la enorme presión ejercida por organizaciones internacionales como la OMS y sus generosos patrocinadores: los gigantes farmacéuticos. En el pasado, los países ricos explotaban a las naciones en vías de desarrollo. Hoy en día, esa explotación se disfraza de oferta generosa, de ayuda a los países afligidos por el sida para controlar la intensificación de la crisis, una crisis que existía mucho antes de que se dijera que el VIH era un virus letal.

Las nuevas vacunas del sida se convertirán con diferencia en los negocios más lucrativos jamás vistos de la industria farmacéutica.

El VIH no es un virus nuevo

Gran parte de las pruebas estadísticas manipuladas que reflejan una expansión de la epidemia del sida se derivan de unos procedimientos de detección defectuosos y del falso supuesto de que el VIH es un virus nuevo. Se considera que todo aquel que da positivo en la prueba del VIH ha sido contagiado por el virus de otra persona. Las pruebas del VIH no revelan cuánto tiempo lleva el virus en el cuerpo del individuo. Así pues, al dar por supuesto que el VIH tiene que ser un virus nuevo (porque nadie lo había descubierto o tratado de detectar antes de 1983), ni siquiera hemos considerado la posibilidad de que el VIH, al igual que tantos otros retrovirus humanos, exista desde hace décadas o incluso siglos. Si el VIH es efectivamente un virus antiguo –y hay bastantes pruebas hoy en día para afirmarlo–, deberíamos encontrar su rastro (anticuerpos del VIH) en un gran número de personas, especialmente en los países en vías de desarrollo.

El VIH es un virus que ya existía bastante antes de 1980. En 1998, un trabajo realizado en el Centro de Investigación del Sida Aaron Diamond de la Universidad Rockefeller, en Estados Unidos, demostró mediante pruebas de sangre recogidas en África entre 1959 y 1982 que el VIH ya existía en 1959. Hoy en día, según estas y otras investigaciones, se cree que el virus infectó a las personas por primera vez en las décadas de 1940.

Puesto que la prueba del VIH empezó a realizarse en el hemisferio occidental en 1985, el número de infecciones atribuidas al virus se ha mantenido constante a escala mundial hasta mediados de la década de 1990. Sin embargo, una vez que las campañas para detectar el VIH se extendieron a nuevos países de África, y más recientemente también de Asia, el número de personas infectadas «aumentó vertiginosamente». No existen datos acerca de cuánto tiempo llevaban infectadas esas personas por el VIH, ni si lo habían heredado de sus padres.

Según una primera versión de la teoría del VIH-sida (1990), las personas con VIH contraerían automáticamente el sida al cabo de unos pocos años y fallecerían después. No obstante, eso no es ni ha sido nunca correcto, aunque puede aplicarse a un número reducido de personas infectadas por el VIH cuyo sistema inmunitario ha sido destruido por importantes riesgos para la salud como los que se enumeran más adelante. Puesto que los importantes riesgos para la salud existen prácticamente en todo el mundo, un «aumento» del número de personas infectadas en las zonas donde no se ha realizado anteriormente ninguna prueba es más que probable, especialmente porque el VIH existe desde la década de 1940. La OMS declara en su *New World Health Report 1996* que «existen en la actualidad más de 21 millones de personas infectadas por el VIH». Ocho años y más de 100 millones de pruebas ELISA después, esa cifra casi se ha duplicado. El informe de la OMS omite el dato de que ese «aumento» de las cifras proviene básicamente de la extensión de la prueba del VIH, que no es nada precisa, a poblaciones que previamente no se habían tenido en cuenta. En realidad, el VIH dejó de propagarse hace mucho tiempo. Por otra parte, como admitieron los científicos que descubrieron el VIH, éste no puede causar el sida.

Nuevos indicios: el VIH raramente se propaga por vía heterosexual

En los países en vías de desarrollo, el virus existe por lo menos desde hace 65 años, puesto que raramente se propaga por vía heterosexual. Una investigación llevada a cabo entre mujeres de hemofílicos infectados reveló que las personas seropositivas deberían tener más de 1.000 contactos sexuales sin protección con una persona seronegativa del sexo contrario para transmitirle el virus una sola vez. En otro sorprendente estudio, publicado en la revista *The Lancet,* 1997, 349:851-2, unos médicos franceses del hospital Cochin-Port Royal estudiaron el riesgo de las parejas que esperaban concebir un hijo siendo el hombre seropositivo. Sus hallazgos confirman que el riesgo de infectarse con el virus es de una vez por cada mil contactos sexuales sin protección entre parejas heterosexuales estables. Según este estudio publicado, una persona infectada de VIH tendría que mantener relaciones sexuales de 2 a 3 veces por semana durante aproximadamente siete años para infectar a otra persona con este virus. Esto significaría que sería necesario que los hombres seropositivos de un millón de parejas mantuvieran relaciones sexuales diarias sin protección durante 2.739 años para infectar a todas sus compañeras. En el mundo en vías de desarrollo, el sexo sin protección entre heterosexuales no puede ser, por tanto, el responsable del elevado número de personas que han dado positivo en las pruebas del VIH (aun considerando que las pruebas del VIH fueran fiables, que no lo son).

Sin embargo, la situación es distinta en el caso de las mujeres embarazadas infectadas. El feto está expuesto de modo constante y directo a la sangre de la madre durante nueves meses. En ese período, el virus tiene un 50 % de probabilidades de pasar al feto. Los retrovirus sobreviven cuando alcanzan un nuevo huésped en estado prenatal (transmisión de madre a hijo). Este modo de transmitir un virus es al menos 500 veces más efectivo que la transmisión sexual. (Una transfusión de sangre es otra vía evidente de contagio del virus).

En contraste con la situación de los países ricos, en los países del Tercer Mundo, el VIH está repartido equitativamente entre ambos sexos, lo que significa que debe de haberse transmitido de madres a hijos durante siglos. Si el VIH hubiera sido un virus mortal, los niños de madres infectadas habrían nacido, obviamente, deformados o muertos, o las madres habrían sufrido un aborto, pues los bebés no tienen aún un sistema inmune suficientemente desarrollado como para defenderse de un virus mortal. Incluso si de una u otra manera hubieran podido sobrevivir, no habrían vivido más de dos años, el período de latencia de los niños infectados antes de desarrollar el sida. El virus habría dejado de extenderse automáticamente debido a la desaparición de todos los bebés nacidos de madres infectadas.

Dado el bajo índice de homosexualidad que prevalece en los países en vías de desarrollo, la vía de transmisión prenatal ha sido la única vía eficiente (50 % de probabilidades) de transmitir el VIH a nuevas generaciones. Por tanto, sólo en África, el VIH tendría que haber ido pasando de generación en generación durante muchos años para poder infectar a nada menos que de 6 a 8 millones de personas. El argumento más reciente de que el aumento del uso del preservativo en algunos países africanos ha ayudado a reducir el índice de infección no es nada convincente, puesto que la principal vía de infección del VIH en África es de madre a hijo.

¿Quién contrae el sida?

La situación en el mundo industrializado es bastante diferente, puesto que aquí el VIH se transmite por vías diferentes. Los colectivos más vulnerables son los homosexuales muy promiscuos, los heroinómanos que comparten jeringuillas y los hemofílicos que reciben transfusiones. Éstas son las vías principales y más rápidas de transmisión de gérmenes patógenos entre personas que comparten un factor de riesgo común: la inmunodeficiencia. En otras palabras, los colectivos sociales en los que es frecuente la presencia del VIH son también los colectivos que presentan mayores factores de riesgo para la salud y, por consiguiente, los más propensos a desarrollar el sida. Aun así, una mayor presencia del VIH en los grupos de riesgo no es la causa de enfermedades relacionadas con el sida, del mismo modo que un elevado nivel de colesterol no puede ser causante de una cardiopatía. Se tratan de simples correlaciones. Otro problema es que los homosexuales, los drogadictos y los hemofílicos, que están expuestos al semen, a las drogas, a las transfusiones de sangre, la hepatitis, el virus de Epstein Barr y muchas otras enfermedades o factores que se sabe que originan falsos positivos biológicos en las pruebas del VIH, representan a los grupos sociales menos fidedignos a la hora de demostrar la presencia real del VIH.

Tal como se profetizó hace 13 años, el sida ha invadido la comunidad heterosexual, o eso parece. Puesto que recientemente se han incluido el cáncer cervical y otras dolencias femeninas entre las enfermedades del sida, parece que esta enfermedad ha afectado también a la población femenina. Sin embargo, la mayoría de los pacientes de sida son hombres. Todos y cada uno de los elementos que supongan un grave abuso del cuerpo y agoten el sistema inmunitario deben considerarse factores causantes de enfermedades, ya sea un derrame cerebral, un cáncer o una enfermedad del sida. El estrés emocional, la malnutrición, la deshidratación, la falta de sueño, el alcohol, el tabaco, los antibióticos, las drogas duras, una actividad sexual excesiva, etc., todo eso puede debilitar el sistema inmune. Por otra parte, un material vírico inactivo como es el VIH no puede causar ningún daño en un cuerpo sano.

Cualquier persona continuamente expuesta a factores de riesgo inmunitario es también más vulnerable a desarrollar el *síndrome de inmunodeficiencia adquirida*. Alguien podría alegar: «Y entonces, ¿qué hay del niño inocente al que sus padres han infectado con el VIH y fallece de una neumonía? ¿Eso no se considera sida?». El hecho es que mueren de neumonía tantos niños con el VIH como sin él, y el desenlace de la enfermedad no depende significativamente de que hayan tenido un contacto previo con el virus o no. Sin embargo, *puede* existir una gran diferencia en *cómo* se trata la pulmonía.

Las causas reales del sida

En la actualidad hay más de 35 enfermedades rebautizadas como sida, y se supone que todas están causadas por un único virus (inactivo). Lo que hace unos 10 o 15 años se consideraba una neumonía normal, ahora, si está asociada al VIH, es sida. Ese mismo criterio se aplica a la candidiasis, la tuberculosis, el sarcoma de Kaposi y el cáncer cervical. En África, las personas que sufren la «enfermedad de la delgadez» y tienen anticuerpos del VIH se consideran enfermas de sida. Si fallecen a causa de esa enfermedad, obviamente tienen que haber muerto de sida. Esta simple lógica puede sonar coherente a cualquiera que sea lego en la materia.

Por otra parte, si a un africano se le diagnostica la «enfermedad de la delgadez» sin que esté infectado del VIH y después muere, no se considera que el sida sea la causa de su muerte. Cabe destacar que hay al menos tantos casos de muerte de la enfermedad de la delgadez sin el VIH que con él, y que está comprobado que el retrovirus VIH no puede ocasionar la destrucción celular, que es la principal característica de esa enfermedad.

Si el VIH no puede considerarse responsable de las enfermedades del sida, ¿cuál es entonces la causa de esta patología?

Las drogas

Antes del descubrimiento del sida el mundo industrializado experimentó un fuerte aumento del consumo de drogas, desde hachís, marihuana y las drogas llamadas psicodélicas, como LSD, PCP y MDA, hasta heroína, cocaína, nitrito amílico y butílico, anfetaminas, barbitúricos, cloruro de etilo, opio, setas alucinógenas y otras drogas «de diseño». En 1974 eran cinco millones los norteamericanos que habían tomado cocaína, y tan sólo once años después la cifra había llegado a superar los 22 millones. En 1990, la American Drug Enforcement Administration (DEA, organismo estadounidense encargado de luchar contra el tráfico y consumo de drogas) había confiscado 100.000 kilos de cocaína, en comparación con los apenas 500 kilos en 1980. En tan sólo una década, el número de víctimas por sobredosis de cocaína pasó de 3.000 en 1981 a 80.000 en 1990, un incremento del 2.400 %. El consumo de anfetaminas también se incrementó enormemente. En 1989, la DEA incautó 97 millones de dosis, frente a los dos millones de 1981. También los afrodisíacos llegaron a ser muy populares en la década de 1970. Hacia 1980, cinco millones de estadounidenses tomaban regularmente nitritos amílicos o «inhalantes».

Este espectacular aumento del consumo de drogas abrió paso a la epidemia de sida. Cualquier médico que haya visto la grave destrucción física y mental de un drogadicto sabe perfectamente que las drogas pueden ocasionar mucho más daño a una persona que simplemente matarla. Se sabe que las drogas pueden destruir sistemáticamente las funciones vitales de un individuo, incluido su sistema inmunitario. Las cifras anteriormente citadas no representan de ningún modo el consumo global de drogas por parte de la población, pero indican, sin lugar a dudas, que el abuso de drogas puede desempeñar un papel esencial, e incluso el más importante, a la hora de provocar enfermedades relacionadas con el sida. La mayoría de los toxicómanos tienen p24 en la sangre. Es más que probable que una prueba del VIH les convierta en pacientes seropositivos que «necesiten» seguir un tratamiento con fármacos antisida, que resultan caros y son potencialmente devastadores.

Hasta hace poco, el consumo de drogas se ceñía sobre todo a hombres jóvenes de 25 a 44 años de edad, y también el sida se padecía más en esta franja de edad. Nueve de cada diez enfermos de sida eran hombres y el 90 % de las personas detenidas por posesión de drogas eran también hombres. De ellas, el 75 % tenía de 25 a 44 años de edad y un 72 % del total de los casos de sida en hombres se daba exactamente en ese mismo grupo de edad. ¿Pudo tratarse de una mera coincidencia?

Entre 1983 y 1987, la tasa de mortalidad entre los hombres de ese grupo de edad aumentó como promedio a razón de 10.000 al año y lo mismo ocurrió en ese período con la cifra de muertes por sida. En la década de 1980, las muertes por sobredosis se duplicaron en los hombres de ese grupo de edad, mientras que los decesos por intoxicación de la sangre –un efecto indirecto de la inyección intravenosa de droga– se cuadruplicaron. Lo mismo ocurrió entre los pacientes de sida de ese mismo grupo de edad y durante ese mismo espacio de tiempo.

En la actualidad hay más mujeres que consumen drogas duras. Tres cuartos del total de casos de sida entre heterosexuales y dos tercios del total de casos de mujeres con sida son toxicómanos que usan jeringuillas. Dos tercios de los niños nacidos con sida tienen madres que se inyectan drogas. Estas cifras *no* incluyen a los que toman drogas por inhalación o por vía oral.

Sin embargo, el mayor porcentaje de los casos de sida se sitúa todavía entre homosexuales muy promiscuos de 25 a 44 años de edad. Este grupo no sólo consume un gran número de drogas, sino que además toma antibióticos, antifúngicos y antivirales, como AZT (zidovudina), ddI (didanosina), ddC (zalcitabina), d4T (estavudina), aciclovir y ganciclovir, por nombrar algunos. Numerosos estudios norteamericanos han confirmado que más del 95 % de los pacientes de sida, homosexuales y varones, suelen admitir que consumen drogas duras e inhalantes.

Los pacientes de sida sufren un deterioro, ya latente, del sistema inmunitario, lo cual es consecuencia, en muchos casos, de años de consumo de drogas. Si no existiera ese deterioro previo del sistema inmune, es muy improbable que sufrieran enfermedades relacionadas con el sida. Si los individuos que pertenecen a estos grupos de riesgo se realizaran la prueba del sida, lo más probable es que dieran positivo, debido al gran número de anticuerpos que su organismo ha producido para contrarrestar las enfermedades causadas por las drogas, el semen, la sangre, los virus, etc.

¿Por qué los niños tienen sida?
Los hijos de madres drogadictas son los grandes perjudicados. Dos tercios de los bebés con síntomas de sida, independientemente de que sean seropositivos o no, son hijos de madres que consumen drogas por vía intraveno-

sa; un elevado porcentaje de los demás tienen madres drogadictas que no se inyectan la droga. La heroína es la droga que más se consume por vía intravenosa. Los toxicómanos presentan síntomas de pérdida de glóbulos blancos, que son el sostén principal del sistema inmunitario, además de inflamación de ganglios, fiebre, pérdida de peso, disfunciones cerebrales, demencia y una notable vulnerabilidad a las infecciones. Los heroinómanos fallecen a menudo de neumonía, tuberculosis y otras infecciones oportunistas, así como de síndrome de desgaste. En todas esas enfermedades, la proteína p24, generalmente aceptada como prueba de la infección por el VIH, está presente en abundancia. Si bien la p24 no es exclusiva del VIH, sino que es común a la mayoría de enfermedades infecciosas, aquéllas han sido catalogadas como enfermedades relacionadas con el sida.

Lo que es muy triste es que los niños estén indefensos frente a la intoxicación por las drogas. Estudios recientes han demostrado que las mujeres embarazadas que fuman transmiten al feto los agentes cancerígenos del tabaco. Resulta difícil imaginar qué puede suceder en el tierno cerebro de un embrión expuesto a la heroína que su madre se inyecta directamente en la sangre, una sangre que también es la suya.

Muchos hijos de madres cocainómanas nacen con un grave retraso mental y son vulnerables a padecer tuberculosis y otras enfermedades pulmonares. Las principales drogas experimentales son tan tóxicas que su uso regular puede ocasionar demencia, graves infecciones bacterianas y la destrucción total del sistema inmunitario. No cabe duda de que las drogas pueden disminuir mucho más las funciones inmunológicas, un fenómeno típico del sida, que un simple virus inactivo.

Los antibióticos

Gran parte de los pacientes que padecen sida tienen también un largo historial de ingesta de antibióticos. Los antibióticos pueden ser un importante cofactor de desarrollo del sida en homosexuales varones muy promiscuos que dependen de estos fármacos para combatir las numerosas enfermedades venéreas y los parásitos a que se exponen debido a unas prácticas sexuales antihigiénicas. Muchos homosexuales han recibido recetas de antibióticos en blanco de manos de sus médicos junto con el consejo de tomarlos antes de cualquier acto sexual. Algunos de ellos han estado tomando fármacos tan tóxicos como la *tetraciclina* durante nada menos que 18 años, hasta que su sistema inmunitario ha sucumbido ante los devastadores efectos secundarios que comportan. Este medicamento en concreto origina una extrema sensibilidad a la luz solar que puede llevar a quemaduras irreparables en la piel. Las personas afectadas sufren a menudo el llamado trastorno afectivo estacional (SAD, por sus siglas en inglés), un tipo de depresión que se deriva de la falta de exposición a la luz del sol. Se sabe que este fármaco altera las funciones básicas del metabolismo, lo que puede originar prácticamente cualquier tipo de enfermedad. Es, además, un potente inmunosupresor y tal vez una de sus peores secuelas sea la destrucción de las bacterias beneficiosas de los intestinos. La eliminación de esas bacterias da pie a infecciones causadas por hongos y otras bacterias, que al final se propagan por todo el cuerpo y causan continuos brotes de síntomas de diversas patologías.

Entre otros medicamentos de uso común figuran *flagil* y *diiodohidroxquina*, ambos utilizados para combatir la diarrea ocasionada por amebas. Los fármacos pueden producir estados graves de alucinación y depresión.

Los *corticosteroides*, las *sulfamidas* y el *Septra* se recetan para otras diferentes dolencias, pero todos tienen graves efectos secundarios. Originan graves trastornos digestivos, y si se agravan con una dieta deficiente en nutrientes, como es común entre homosexuales muy promiscuos, destruyen sistemáticamente las defensas del cuerpo frente a enfermedades causadas por bacterias, virus y parásitos. Y así es como hombres jóvenes, otrora fuertes y sanos, cada vez más sufren infecciones oportunistas que aceleran indicios de envejecimiento similares a los que únicamente se hallan en personas ancianas y frágiles.

Transfusiones de sangre

Los factores de riesgo anteriormente mencionados causan el 94 % de la totalidad de los casos de sida en Estados Unidos, un país representativo de otras naciones industrializadas. Sin embargo, el 6 % restante no parece corresponder a ninguno de esos factores de riesgo. Más de la mitad de ese pequeño porcentaje «contrajo» sida a través de trasfusiones de sangre, lo cual para la mayoría de las personas podría ser un claro indicio de que el VIH es la causa del sida.

Sin embargo, un análisis más detenido de las estadísticas de supervivencia del sida revela que más de la mitad de las personas que reciben transfusiones mueren en el primer año de recibirlas. Lo mismo se aplica a los pacientes que no están infectados por el VIH. Los grupos de riesgo de las transfusiones de sangre fallidas se circunscriben a las personas muy jóvenes o muy ancianas, y a aquellas que están gravemente heridas.

En circunstancias normales, una persona sana nunca recibe una transfusión de sangre, que suele aplicarse únicamente a personas que ya sufren enfermedades de larga duración o a pacientes que han pasado por una intervención quirúrgica. La anestesia de por sí tiene un efecto inmunodepresor, y lo mismo se puede decir de los antibióticos que se administran tras una intervención para evitar infecciones microbianas. Cuando un paciente recibe un trasplante, tiene que tomar esteroides y otros fármacos para prevenir el rechazo del nuevo órgano. Hay muchos receptores de órganos que tienen que tomar esos medicamentos de por vida, pero como esos fármacos malogran el sistema inmunitario, a menudo esos pacientes fallecen al cabo de poco tiempo por causas «ajenas». Los médicos no suelen atribuir esas muertes a los efectos secundarios de los fármacos, y dicen a los familiares de las víctimas que hicieron todo lo posible por salvar la vida de sus seres queridos. Sin embargo, si esos mismos problemas ocurren con pacientes seropositivos, se considera que la causa de su muerte es el sida. Por consiguiente, las víctimas pasan a formar parte de las «pruebas estadísticas» de que el sida puede trasmitirse por la vía de las transfusiones de sangre.

En Estados Unidos, de los más de 20.000 hemofílicos que dependen de transfusiones de sangre, hay muy pocos que se consideren enfermos de sida, a pesar de que más de tres cuartas partes de ellos están infectados por el VIH debido a las transfusiones. La tasa de mortalidad de los hemofílicos, en efecto, nunca ha sido tan baja como lo es hoy en día.

Está demostrado que las transfusiones de sangre pueden dar lugar a falsos positivos en las pruebas del VIH. En un estudio publicado en *The Lancet* se observó la presencia de grandes cantidades de anticuerpos del VIH en la sangre de los pacientes inmediatamente después de recibir una transfusión, cantidades que después fueron disminuyendo. Un voluntario sano a quien se le inoculó sangre seis veces consecutivas en intervalos de cuatro días dio un resultado seronegativo tras la primera inoculación, pero en cada una de las transfusiones posteriores se produjo un aumento de la cantidad de anticuerpos contra el VIH. El argumento de que el VIH puede transmitirse mediante transfusiones de sangre, por consiguiente, sólo puede ser en todo caso parcialmente cierto. Como muestra el experimento descrito, las transfusiones de sangre pueden producir realmente un material retrovírico humano idéntico o similar al del VIH. Esto no significa en absoluto que pueda desarrollarse automáticamente una enfermedad de sida como consecuencia de una transfusión (la mayoría de los hemofílicos no contraen el sida). No obstante, si el sistema inmunitario está ya seriamente dañado o debilitado por otros factores, como el consumo de drogas o una intervención quirúrgica, las transfusiones pueden incrementar el riesgo de desarrollar una enfermedad inmunodeficiente grave o bien el sida (*Véase* el apartado «Negocios con nuestra sangre» en mi libro *Los secretos eternos de la salud*).

Si, como se ha demostrado en las investigaciones realizadas, una transfusión de sangre puede hacer que el cuerpo genere anticuerpos contra el retrovirus humano VIH, es engañoso afirmar que la sangre contaminada con VIH es la única responsable de una infección por este virus en un receptor de sangre.

Sida: un trastorno metabólico, no una enfermedad infecciosa

Se sabe desde hace años que las personas que sufren sida desarrollan un grave desequilibrio en sus reservas de aminoácidos *antes* de que su estado se deteriore realmente. Un metabolismo de las proteínas bien equilibrado es el principal requisito para tener un sistema inmunitario sano. Cuando la concentración de algunos de los aminoácidos en el cuerpo es demasiado alta o demasiado baja, el sistema inmunitario no puede luchar contra las infecciones agudas. Esto se produce especialmente en el caso de las enfermedades relacionadas con el sida.

En los pacientes de sida, el desequilibrio fisiológico relacionado con el metabolismo proteico básico puede estar originado por cualquiera de los factores ya mencionados, que tienen efectos muy estresantes en el organismo. Para combatir este estrés, el cuerpo produce hormonas como la *cortisona*, concebidas para descomponer las proteínas musculares en los aminoácidos básicos necesarios para ser reutilizados en caso de emergencia. Ello indica que, efectivamente, el cuerpo se está alimentando a costa de sí mismo. Si el estrés persiste, no puede seguir manteniendo el equilibrio de los aminoácidos, lo cual conlleva finalmente el desmoronamiento del sistema inmune típico del sida.

Durante el proceso de destrucción de sus propias células a fin de obtener los aminoácidos esenciales, el organismo tiene que hacerse cargo de gran cantidad de detritos celulares, entre ellos los fragmentos de los núcleos celulares destruidos. Parece ser que algunos de esos fragmentos de ADN o ARN (ácido ribonucleico) están clasificados como retrovirus VIH. Puesto que existen diferentes tipos de esos fragmentos, hay también distintos tipos de VIH, a saber, VIH1, VIH2, etc. Esto puede explicar por qué hay tantas personas ahora que son seropositivas, pero que nunca se han infectado con sangre contaminada de VIH o nunca han estado en contacto con personas infectadas con este virus. Las investigaciones llevadas a cabo por la doctora Hulda Clark, de Canadá, demostraron que hay niños que pueden dar positivo en la prueba del VIH aunque sus padres sean seronegativos.

El VIH es mucho más común de lo que la gente cree. Muchas personas que pasan por períodos de intenso estrés pueden tener una fuerte presencia de VIH en la sangre, frente al cual sus sistemas inmunitarios producen anticuerpos. Como es muy poco probable que se hagan la prueba del sida, nunca descubrirán que tienen ese virus. Aunque pasaran una prueba fiable del sida, podrían no dar positivo del VIH1. Sin embargo, si en la prueba se buscara, además, la presencia de anticuerpos del VIH3 o de alguna otra variedad, es probable que resultaran seropositivos. Durante mucho tiempo, las pruebas que se realizaban en la mayoría de los países tan sólo podían detectar uno de los principales tipos de VIH. Actualmente se puede analizar la sangre de una persona para identificar dos tipos de VIH, lo cual aún no es suficiente para determinar si dicha persona es seropositiva o no (teniendo en cuenta el elevado porcentaje de pruebas del VIH que dan falsos positivos).

A menos que persista el estado de estrés, el paciente puede llevar una vida perfectamente sana. Pero si la destrucción celular que causa el estrés se torna crónica, el equilibrio de los aminoácidos se va alterando cada vez más; ello puede llevar a agotar tanto al sistema inmune que ya no será capaz de defender más al cuerpo frente a los agentes infecciosos que habitan permanentemente en el organismo humano. Cuando el sistema inmune no es capaz de neutralizar los gérmenes, una simple bacteria puede ocasionar una infección letal en el organismo, como les ocurre a muchos enfermos de sida.

Drogadictos, homosexuales promiscuos, niños de madres con un desequilibrio de aminoácidos, individuos que han recibido o necesitan recibir transfusiones de sangre y personas que están desnutridas, famélicas o sufren otro tipo de traumas, todos padecen un desequilibrio de aminoácidos y, por tanto, son candidatos potenciales a generar partículas del VIH. Las respuestas de estrés intensas causan la descomposición de los núcleos celulares, lo cual origina una mayor presencia de fragmentos de ADN o ARN.

La primera respuesta del cuerpo, y la más natural, es producir anticuerpos contra esos fragmentos. Como se ha mencionado anteriormente, la esclerosis múltiple, la malaria, las hepatitis B y C, la tuberculosis, la mononucleosis, el virus del papiloma y muchas otras dolencias pueden hacer que el cuerpo genere anticuerpos contra el retrovirus p24. Si el sistema inmune está debilitado por una enfermedad seria o por un estrés continuo, una avalancha de agentes patógenos comienza a invadir el organismo. Es probable que el sida empiece a atacar allí donde el organismo es más vulnerable y está más expuesto.

Las drogas y el coito anal pueden causar sida

La morfina y la heroína tomadas por vía intravenosa alteran el metabolismo básico del cuerpo. Éste produce su propia morfina natural, unas sustancias llamadas *endorfinas* que no sólo reducen el dolor y producen euforia, sino que además acaban con la sensación de hambre. Los heroinómanos o los morfinómanos suelen perder el apetito, por lo que dejan de comer y beber lo suficiente. El cuerpo, al detectar hambre y sed, empieza a activar los mecanismos de liberación de cortisona para intentar sobrevivir a esa escasez. Cuando ese mecanismo alcanza cierto nivel, se produce un desequilibrio en la reserva de aminoácidos en sangre y ello conduce a una mayor destrucción de núcleos celulares. La línea de montaje del ADN (la doble hélice) se quiebra en segmentos de proteína que el cuerpo, a su vez, utiliza para restablecer en la medida de lo posible el equilibrio de los aminoácidos. Esos fragmentos son lo que en las pruebas se consideran partículas del VIH. El VIH procede de un fuerte desequilibrio de los aminoácidos esenciales del organismo, que en este caso se produce por el consumo abusivo de drogas.

Esta interpretación del VIH se ajusta a las características básicas del VIH como retrovirus humano, y, dada su estructura natural, no puede matar ni dañar a las células. El VIH no tiene por sí solo capacidad para introducirse en una célula y romper la línea de montaje del ADN o ARN, pero la *cortisona* del cuerpo puede hacerlo cuando el estrés es grave y prolongado.

Los toxicómanos que comparten agujas contaminadas con el VIH pueden ser seropositivos por haberse expuesto a fragmentos de ADN (VIH) ajeno, pero si mueren de una enfermedad del sida se debe a un desequilibrio de su propia reserva de aminoácidos. Una merma continua de aminoácidos como la *cistina,* la *cisteína* o el *triptófano* lleva a suspender la producción de anticuerpos y, finalmente, a un colapso del sistema inmunitario. Esto es el sida. Cualquier toxicómano que utilice jeringuillas corre el riesgo de producir partículas del VIH y desarrollar enfermedades del sida.

Esto mismo se aplica a quienes practiquen regularmente el sexo anal, no porque puedan infectarse entre sí, sino porque esta práctica sexual antinatural ocasiona constantes lesiones intestinales y, por tanto, reduce las reservas de aminoácidos del cuerpo. Debido a dichas lesiones hay que separar, eliminar y reemplazar continuamente numerosas células, con el consiguiente agotamiento a largo plazo de las reservas proteínicas del organismo. Cuando se reducen uno o más aminoácidos, las moléculas de ADN o ARN se escinden y dejan atrás sus fragmentos proteínicos, catalogados como VIH. Por consiguiente, el VIH es el *efecto* de la inmunodeficiencia y no su *causa*.

Las células de los pacientes de sida sufren sistemáticamente una escasez del aminoácido *cisteína* y de su precursor *cistina*, lo cual puede deberse a una o varias de las causas anteriormente mencionadas. Estudios de laboratorio han demostrado que cuando a las células que carecen de aminoácidos se les proporciona los que han perdido, dejan de producir partículas de VIH, puesto que sus moléculas de ADN o ARN pueden sostener la línea de montaje.

Además, la eyaculación regular de semen en el recto, que carece de líneas de defensa naturales contra las propiedades inmunorrepresoras del semen que baña el esperma, conduce finalmente a la paralización de la labor de reparación y sustitución celular. Esto ocasiona una toxicidad crónica que también contribuye, a su vez, al continuo deterioro de un sistema inmunitario ya debilitado.

La malnutrición, la deshidratación y la inanición pueden causar sida

Al igual que en la malnutrición causada por las drogas, la falta de una alimentación adecuada activa las respuestas de estrés del organismo hasta tal punto de que éste comienza a alimentarse a costa de sí mismo. Esto es necesario para mantener equilibradas las reservas de aminoácidos. Pero cuando se descomponen demasiadas células musculares para liberar los aminoácidos que faltan, se genera gran cantidad de fragmentos de ADN o ARN, que el cuerpo intenta neutralizar produciendo anticuerpos. En caso de deshidratación celular, tiene lugar la misma respuesta de estrés. Una persona muy deshidratada puede, por tanto, dar un resultado positivo en la prueba del VIH.

En los países en vías de desarrollo, especialmente en África, la malnutrición, la deshidratación y la inanición existen desde hace siglos. Durante una hambruna, las personas proceden a alimentarse naturalmente de su propio cuerpo. El producto resultante del intento de supervivencia del organismo es material del VIH, consistente en fragmentos del ADN o ARN. Por consiguiente, el sistema inmune produce anticuerpos para inutilizar esas partículas virales. Si bien muchos habitantes de África han heredado un VIH inactivo de sus padres, que en algún momento de su vida han pasado por una etapa de hambruna, otros lo han generado por sí mismos como respuesta natural del cuerpo a la malnutrición.

En los países en vías de desarrollo donde se han realizado pruebas del sida, gran parte de la población ha dado positivo en la prueba del VIH, bien por tratarse de falsos positivos, bien porque sus padres sufrieron alguna vez una etapa de hambruna. El VIH de este último grupo es principalmente el resultado de la malnutrición o de enfermedades relacionadas con ella, lo que está claramente demostrado en el caso de los 360.000 haitianos desnutridos e infectados por el VIH. Por el contrario, los VIH de los países desarrollados se derivan en su mayor parte de las causas mencionadas anteriormente. Si bien el VIH y el sida son dos cuestiones totalmente distintas, pueden producirse conjuntamente:

1. En los países desarrollados, donde son muy comunes las relaciones homosexuales, el consumo de drogas por vía intravenosa y las transfusiones de sangre.
2. En los países del Tercer Mundo, donde las dolencias que consumen el organismo como la «enfermedad de la delgadez», la tuberculosis y la malaria se producen en proporciones epidémicas.

Los medicamentos para el sida provocan el sida

La historia de Christie es muy triste: tiene acogidos a dos niños, Daniel y Martha, que dieron positivo en las pruebas del VIH. La madre biológica de los niños, sobrina de Christie, drogadicta desde hace mucho tiempo, no podía atenderles, de modo que Christie se ofreció a hacerlo. A Daniel le enviaron dos veces a un centro especializado para niños seropositivos al poco tiempo de nacer y luego a los cuatro años y ahora hace poco que ha vuelto a ingresar. A la niña también la han ingresado hace varios meses en el centro y allí sigue. Christie está acusada de ser una madre negligente por negarse a que los niños recibieran medicamentos contra el sida.

Estos niños tenían un historial clínico limpio y nunca habían mostrado signos de enfermedad alguna. Pero cuando el departamento sanitario de la ciudad donde vivían supo que los niños no tomaban medicamentos, les separaron de Christie, su tutora, les enviaron a una clínica a seguir un tratamiento de sida obligatorio y luego les ingresaron en ese centro infantil. Cada día les obligaban a tomar un cóctel de medicamentos fuertes, debilitantes y potencialmente letales contra el sida, como *AZT, Nevira-pina, Epivir, Zerit* y otros. Hay muchos niños que no pueden tolerar tanta medicación, de modo que se las administran a través de un tubo en el estómago. Si alguno rechaza tomar los medicamentos con demasiada frecuencia, le operan y le administran los fármacos directamente a través del estómago.

¿Qué propósito tiene administrar medicamentos a niños sanos seropositivos? La investigación en torno al sida va a generar los mayores beneficios en ventas de fármacos en el mundo. Existe todo un listado de estudios farmacológicos infantiles en curso o que acaban de concluir. La investigación está patrocinada por agencias gubernamentales norteamericanas como el Instituto Nacional de la Alergia y de Enfermedades Infecciosas y el Instituto Nacional de Salud Infantil y Desarrollo Humano, y diversos grandes laboratorios farmacéuticos como Glaxo, Pfizer, Squibb y Genentech. Uno de los estudios, *Efecto del tratamiento anti-VIH en el cuerpo, características de los niños infectados por el VIH* intenta identificar las causas de «debilitamiento y lipodistrofia (redistribución de la grasa)» con la ayuda de medicamentos que provocan debilitamiento y lipodistrofia. Otro de esos estudios contempla «La seguridad y efectividad del tratamiento de pacientes de sida en fase avanzada, de edades comprendidas entre los 4 y los 22 años, con siete fármacos, algunos de ellos en dosis más altas de lo habitual». Si bien se sabe que esos siete fármacos del estudio producen algunos de los efectos secundarios más graves de todos los medicamentos existentes en el mercado, se están administrando en «dosis más altas de lo normal» a niños de 4 años de edad. En un tercer estudio se utiliza el medicamento *Stavudine*, solo o combinado con *Didanosine*. Este cóctel de fármacos ha acabado con la vida de mujeres embarazadas.

También hay un estudio de vacunación en niños de 2 meses a 8 años. A los niños se les administra el virus vivo de la varicela, a pesar de que ese virus puede causar realmente la varicela.

Otro estudio mide los «Niveles de VIH en el fluido cerebroespinal». Para obtener fluido cerebroespinal hay que extraerlo por medio de una punción espinal, un procedimiento peligroso y agresivo. Aunque cueste creerlo, existe un estudio en el que se usa una vacuna del VIH experimental en niños seronegativos que nacieron de madres infectadas con el VIH. A los padres o a los tutores de esos niños secuestrados legalmente casi nunca se les informa de que sus hijos están siendo utilizados prácticamente como conejillos de indias en esas pruebas clínicas. Las leyes les impiden tratar de salvar a sus hijos del holocausto que significa experimentar con seres humanos. En Estados Unidos, el Instituto Nacional de la Salud (NIH, por sus siglas en inglés) está autorizado legalmente a realizar pruebas con niños seropositivos, hijos de madres pobres y toxicómanas que no pueden hacerse cargo de ellos. Hacia finales de la década de 1990 se realizaron miles de pruebas con AZT y Nevirapine, y en la actualidad existen 227 estudios en marcha o a punto de finalizar. Los estudios cuentan con el respaldo de diferentes departamentos del NIH; muchos de ellos están copatrocinados por las compañías farmacéuticas que fabrican los medicamentos ensayados. En los estudios se utilizan los fármacos convencionales contra el sida: análogos nucleósidos, inhibidores de la proteasa y Nevirapine. Algunos de los efectos secundarios que aparecen en los prospectos de estos medicamentos son:

- Obstaculización de la división celular normal
- Cáncer
- Enfermedades coronarias
- Inhibición de formación de sangre nueva
- Destrucción de la médula espinal
- Anemia
- Muerte de mujeres embarazadas
- Abortos espontáneos
- Problemas congénitos
- Graves trastornos y fallos hepáticos
- Fallos pancreáticos
- Pérdida de masa muscular
- Trastornos del desarrollo
- Muerte de niños y adultos
- Anulación de la capacidad del organismo para producir nuevas proteínas
- Malformaciones físicas graves y a menudo mortales
- Pérdida de masa muscular en cara, brazos y piernas
- Acumulación de grasa en hombros y espalda
- Vientre hinchado
- Fallos orgánicos a causa de la toxicidad de los medicamentos
- Síndrome de Stevens-Johnson, una afección agresiva y degenerativa de la piel

A pesar de que estos fármacos tóxicos destruyen el sistema inmunitario humano (y, por tanto, provocan sida) y no han demostrado tener ningún efecto curativo, siguen recetándose de manera rutinaria. Las empresas farmacéuticas que fabrican medicamentos contra el sida se evaden de posibles responsabilidades publicando en los prospectos el siguiente aviso:

«Este medicamento no cura la infección producida por el VIH. Los pacientes que siguen el tratamiento antirretroviral pueden seguir experimentando infecciones y otras complicaciones del VIH. Los pacientes deben saber que hasta el momento no se conocen los efectos secundarios a largo plazo».

La única razón por la que la gente toma esos fármacos es porque han dado positivo en la prueba del VIH. Su único error (que a menudo resulta fatal) es no leer o no comprender las advertencias de las pruebas del VIH y de los medicamentos contra el sida. Esto es especialmente lamentable cuando se trata de niños.

La Administración de Servicios para la Infancia (ACS, según sus siglas en inglés) trató duramente a Christie por no querer medicar a su hijo Daniel. Obligó a Daniel a tomar el «medicamento milagroso» Nevirapine y a los seis meses el niño tuvo que ser conectado a una máquina debido a un fallo orgánico. Martha, una niña sana, tuvo que tomar un cóctel de medicamentos contra el sida que le destruyó por completo el sistema inmune y la dejó vulnerable a constantes brotes de unas enfermedades que de otro modo no hubiera padecido. El quid de la cuestión es: ¿por qué se permite e incluso se anima a los médicos a tratar a sus pacientes de sida con fármacos que acaban con su sistema inmunitario? ¿No sería más razonable ayudarles a reforzar su inmunidad? Es necesario formular estas preguntas una y otra vez si queremos tratar de resolver las enfermedades en general y las del sida en particular.

Resumen: El VIH, que está compuesto por fragmentos de ADN o ARN humano, no puede considerarse el causante del sida. El sida, un nombre que aglutina diversas enfermedades que comparten un metabolismo y un sistema inmunitario deteriorados, está causado por uno o diversos factores de riesgo. Cuando una persona *adquiere* el VIH del exterior –es decir, a través el contacto con la sangre de una persona infectada o de la madre–, el sistema inmunitario inactiva el virus y lo hace inofensivo. Esa persona produce anticuerpos del VIH del mismo modo que haría en caso de encontrarse con otras partículas virales; ello no le hace más propensa a desarrollar una enfermedad relacionada con el sida que otra persona sin el VIH, como puede verse, por ejemplo, en la gran mayoría de africanos o asiáticos infectados por este virus.

Por otra parte, la incidencia de fragmentos de ADN o ARN en la sangre de una persona que realmente *produce* una destrucción celular anómala indica la presencia de una grave deficiencia inmunológica. La malnutrición, la inanición, la deshidratación, las lesiones recurrentes o la asfixia celular producto de una congestión interna implican un desequilibrio de las reservas de aminoácidos en el organismo. A fin de corregirlo, el cuerpo empieza a descomponer sus propios núcleos celulares para obtener así los aminoácidos que le faltan. Basta con que en el organismo escasee un único aminoácido para que también se desequilibre la composición porcentual de todos los demás. Ello puede desencadenar un efecto catastrófico simultáneo en las células y sus núcleos de todo el organismo. La destrucción de los núcleos celulares produce fragmentos de ADN o ARN formados por proteínas humanas llamadas retrovirus. El VIH es uno de los numerosos retrovirus que pueden generarse de esa forma; por consiguiente, el VIH, generado en el organismo a raíz de la destrucción celular, no puede considerarse el factor causante del sida; se trata de una sustancia inevitable derivada de la lucha del cuerpo por su propia supervivencia. Esta lucha puede acabar finalmente con la destrucción del sistema inmunitario, una situación que se llama sida.

Sida: una toma de conciencia

La humanidad está adquiriendo rápidamente un nuevo grado de entendimiento que le permitirá discernir entre informaciones falsas y correctas. Vivimos en una época en la que los escándalos ya no pueden ocultarse a la opinión pública. La verdad sobre cualquier tema siempre acabará siendo de dominio público. La gente sabrá por sí misma qué es correcto y qué no lo es. El fenómeno del sida es uno de los grandes retos actuales que puede impeler a alguien a buscar la solución de sus problemas. Andrew, mi primer paciente de sida, se dio cuenta de ello inmediatamente.

Cuando conocí a Andrew, hace cinco años, era un joven homosexual con síntomas muy evidentes de sida. Estaba deprimido, se mostraba extraordinariamente sensible y sufría un gran desequilibrio emocional. Vivió en Atenas, donde, según me contó, la vida nocturna era «la única cosa por la que valía la pena vivir». En primer lugar, le animé a volver a ser una «persona diurna». Seguir el modelo de vida ayurvédico, los tratamientos de limpieza, la meditación diaria, etc. hizo que mejorara muy pronto de las múltiples lesiones que tenía en la piel, incrementó de modo constante el recuento de las células T, y, algo que él percibió más claramente, le mejoró el apetito y las digestiones. Todo ello le permitió recuperar la alegría de vivir, pero era una alegría bastante diferente de la que antes había experimentado. Era la alegría de despertarse, de disfrutar del sol, de la naturaleza y de la vida diaria, y no de los clubes, las drogas y la vida nocturna.

Cuando volví a ver a Andrew, unos años más tarde, no tenía ningún síntoma de sida. Se hizo a la idea de ser todavía seropositivo y con la comprensión del virus que yo había podido transmitirle ni siquiera le importaba si tenía o no anticuerpos. Lo que sabía es que había podido superar el sida, lo más importante para su autoestima y su dicha. El estigma de ser portador del VIH ya no era para él una ignominia. Andrew había pasado de ser víctima de una enfermedad (que no existía) a ser una persona merecedora de amor, aprecio y reconocimiento. Eso es lo que el sida puede hacer. Puede despertar la conciencia de una persona para vivir su vida con más amor, más dignidad y más determinación.

Dos grandes remedios

Suplemento mineral milagroso (MMS)
El remedio más eficaz contra la malaria, el cáncer, el sida, la hepatitis, la diabetes y otras muchas enfermedades.
Todas las enfermedades importantes tienen tres cosas en común:

1. Un sistema inmunitario débil y agotado.
2. Un organismo inundado de toxinas y productos de desecho.
3. Una gran presencia de sustancias patógenas (agentes infecciosos), como bacterias, virus, parásitos, levaduras, hongos, etc.

Existe una sustancia mineral, el clorito de sodio que actúa de manera inmediata y equilibra todos esos factores causantes de enfermedades. Además de los temas que ya hemos citado, los principales requisitos para curar la diabetes, el cáncer, las cardiopatías y gran parte de otras enfermedades graves y también secundarias son los siguientes:

1. Neutralizar las toxinas y los contaminantes que debilitan el sistema inmunitario y alimenta a las sustancias patógenas.
2. Fortalecer el sistema inmunitario para eliminar los agentes patógenos y mantenerlos a raya.
3. Acabar con todos los parásitos dañinos, virus, bacterias, hongos, mohos y levaduras y eliminarlos del organismo.

Para que todo este proceso sea un éxito debe ocurrir al mismo tiempo.

El llamado *Suplemento mineral milagroso (MMS)* consiste en una solución oxigenada en agua destilada del 28 % de clorito de sodio, la cual se activa con un poco de vinagre, limón o lima y da lugar al dióxido de cloro. Una vez ingerida, esta sustancia oxida de manera instantánea las sustancias dañinas nombradas en cuestión de horas, a la vez que estimula el sistema inmune hasta diez veces su capacidad. Haciéndolo de esta manera, se ha comprobado que el MMS elimina del flujo sanguíneo, prácticamente en cualquier persona, cualquier atisbo de malaria y de virus HIV al cabo de tan sólo 24 horas de haberlo tomado. Y también ha demostrado tener éxito en cualquier otra enfermedad grave, como las hepatitis A, B, C; la diabetes, la fiebre tifoidea, gran parte de los cánceres de todo tipo, y también los herpes, la neumonía, las intoxicaciones alimentarias, la tuberculosis, el asma la gripe...

A continuación cito un parráfo extraído de *El milagroso suplemento mineral del siglo XXI*, un libro de Jim Humble, el descubridor del MMS:

«Si bien en principio fue desarrollado para combatir la malaria en África, ahora se ha demostrado que es útil para cualquier otra enfermedad que esté directa o indirectamente relacionada con agentes patógenos. Existen datos de que más de 75.000 casos de malaria resueltos en África con el MMS, con frecuencia desaparecieron en tan sólo 4 horas después de los síntomas, y, una vez analizado el paciente, no se encontró rastro alguno de la malaria. En la actualidad se sabe que el MMS puede utilizarse para superar los síntomas del sida, las hepatitis A, B y C; el tifus, muchos cánceres, herpes, neumonía, intoxicaciones alimentarias, tuberculosis, asma, resfriados, fiebres y muchísimas otras enfermedades. Incluso dolencias no relacionadas directamente con agentes patógenos han demostrado una clara mejoría debida al gran refuerzo del sistema inmunitario; así podemos citar la degeneración macular, las alergias, el lupus, las enfermedades inflamatorias, la diabetes, las mordeduras de serpientes, los abscesos dentales y la fibromialgia. Hay que tener en cuenta que el MMS no cura nada, lo que hace es permitir que sea el propio cuerpo el que se sane a sí mismo. Diferentes análisis llevados a cabo por el gobierno de Malawi reflejaron un 99 % de curaciones de malaria. En Uganda, más del 60 % de víctimas del sida tratadas con el MMS se recuperaron en 3 días, y el 98 % en el período de 1 mes. Más del 90 % de los casos de malaria mejoraron al cabo de 4 a 8 horas, mientras que cientos de otras enfermedades fueron tratadas con éxito y controladas gracias a este nuevo suplemento mineral».

El inventor cree que esta información es demasiado importante para que la pueda controlar cualquier persona o grupo de personas. Existe un libro electrónico que puede descargarse gratis y que ofrece detalles completos de este descubrimiento. Así pues, lector, colabora para que la información siga divulgándose. Existen demasiadas aportaciones médicas que han sido eliminadas para impedir que lleguen a todo el mundo, y no debe ocurrir lo mismo con este invento. El nombre del e-book es: *El milagroso suplemento mineral del siglo XXI*. Descárgatelo gratis o pide a algún amigo que lo haga por ti y que te lo imprima si no tienes ordenador. En el libro, Jim Humble cuenta la historia del descubrimiento y cómo utilizarlo. Aconsejo a todo el mundo que lo lea. Su autor no tiene ningún interés personal ni económico en él, tan sólo desea que sea accesible a todos y acabar con la enfermedad y la pobreza.

Té de Ojibwa, el preparado Essiac de 8 hierbas: ¿un remedio para todas las dolencias?

Este té es un antiguo preparado de hierbas de la tribu Ojibwa de Canadá que cuenta con más de 280 años de antigüedad. Los nativos americanos lo utilizaban para sobrevivir a la mortal epidemia de viruela que los primeros colonos europeos llevaron a sus pueblos.

Desde entonces, los indios han utilizado esa fórmula para tratar todo tipo de cánceres, diabetes, infecciones hepáticas, dolencias de la vesícula biliar y de los intestinos, tumores, artritis, gota, asma, infecciones del sistema respiratorio, obesidad, hipertensión, congestión nasal, colesterol alto, fibromialgia, síndrome de fatiga crónica, problemas renales y de vejiga, síndrome de colon irritable, gripe, resfriados de pecho, sarampión, paperas, varicela, viruela, herpes, diarrea, estreñimiento, edemas linfáticos, cardiopatías, alergias, problemas cutáneos, enfermedades autoinmunes como el lupus, sida, Lyme, adicciones a las drogas, al alcohol, al tabaco, depresiones clínicas y muchas dolencias más. Es un remedio excelente para acabar con la deficiencia del sistema inmunitario típica de todas las enfermedades del sida.

Componentes

Cardo bendito: se usa para tratar problemas digestivos, como gases y molestias en el estómago; así como para los trastornos hepáticos y de vesícula.

Raíz de bardana: es un diurético suave que facilita la producción de orina y sudor. Trata la hinchazón y la fiebre. Previene daños renales causados por el alcohol, las sustancias químicas y los fármacos. Se desconoce la razón exacta de sus efectos protectores, pero se cree que se debe a su oposición al efecto de oxidación del organismo, una función metabólica natural. El que la oxidación sea un proceso natural no significa que no sea perjudicial para el cuerpo. Uno de los resultados del proceso de oxidación es la liberación de radicales libres, sustancias que debilitan la función inmunitaria. Los antioxidantes como la raíz de bardana protegen a las células del organismo de la oxidación.

Kelp: se trata de un vegetal marino con una alta concentración de minerales como yodo, potasio, magnesio, calcio, hierro, etc. Regenera las hormonas tiroides que mantienen el equilibrio de las células, aumentando la energía. Es una importante fuente de yodo que ayuda y contribuye a la formación de las hormonas tiroideas, esenciales para el mantenimiento metabólico de todas las células corporales. Aumenta la energía y mantiene el peso equilibrado de un cuerpo sano. Es el nutriente más denso de todos los componentes del té de Ojiwba y no se encuentra en otras formulaciones herbales.

Trébol rojo: fuente de numerosos nutrientes como calcio, cromo, magnesio, niacina, potasio, fósforo, tiamina y vitamina C, es rico en isoflavonas (sustancias químicas solubles en agua que actúan como los estrógenos y se encuentran en muchas plantas), las cuales han sido estudiadas por su eficacia en algunos tipos de cáncer. Se cree que las isoflavonas evitan la proliferación de las células cancerosas y que incluso las destruyen.

Vinagrita (*Rumex acetosella*): es una hierba rica en ácido oxálico, sodio, potasio, hierro, manganeso, fósforo, betacaroteno y vitamina C. Este ingrediente es diurético, antiséptico y ligeramente laxante.

Corteza de olmo americano: se ha utilizado usualmente como emplasto para aliviar los cortes y quemaduras. Además de ingrediente del té de Ojibwa, se emplea también para calmar los dolores de garganta y la tos. Regula igualmente el proceso digestivo y por ello alivia la diarrea y el estreñimiento.

Raíz de ruibarbo turco: es una hierba desintoxicante famosa por sus propiedades curativas. Limpia el cuerpo de bilis, parásitos y desechos orgánicos acumulados en los intestinos estimulando el conducto biliar. Se ha demostrado que palia los problemas hepáticos, mejora la digestión, regula el apetito, cura úlceras, alivia afecciones del bazo y del colon, y ayuda a curar las hemorroides y las hemorragias del sistema digestivo superior.

Berro de agua: contiene mucha vitamina C y actúa como tónico general. Se cree que debido a su sabor amargo regula el apetito y mejora la digestión. Calma el nerviosismo y alivia los trastornos hepáticos, la tos y la bronquitis. También contiene una sustancia llamada *rhein* que según parece inhibe la proliferación del hongo *Candida albicans*, la fiebre, la inflamación y el dolor.

Precaución: al igual que otras remedios y alimentos que contienen fibras solubles, el té de Ojibwa puede interferir en la absorción de otros medicamentos en el interior de los intestinos si se toma al mismo tiempo; por lo tanto, debe tomarse distanciadamente.

Acerca del autor

Andreas Moritz es un médico intuitivo, especialista en medicina ayurvédica, iridología, shiatsu y medicina vibracional, además de escritor y artista. Nacido en el sudeste de Alemania en 1954, Andreas tuvo que hacer frente a varias enfermedades graves desde temprana edad, lo que le impulsó a estudiar dietética, nutrición y diversos métodos de curación natural cuando todavía era un niño.

A la edad de 20 años, Andreas ya había concluido su formación en iridología (ciencia del diagnóstico a través del iris) y dietética. En 1981 empezó a estudiar medicina ayurvédica en la India y en 1991 completó su formación como profesional de esta medicina en Nueva Zelanda. En lugar de darse por satisfecho con el mero tratamiento de los síntomas de las enfermedades, Andreas Moritz ha dedicado su vida entera a comprender y tratar las causas profundas de la enfermedad. Gracias a ese enfoque holístico, ha conseguido grandes éxitos en el tratamiento de enfermedades terminales en las que habían fracasado los métodos tradicionales.

Desde 1988 practica la terapia japonesa llamada shiatsu, la cual le ha permitido comprender en profundidad el sistema energético de nuestro organismo. Además, se ha dedicado durante ocho años a la investigación activa de la conciencia y de su importante papel en el terreno de la medicina mente-cuerpo.

Durante sus largos viajes por todo el mundo, el autor ha conversado con jefes de estado y políticos de muchos países de Europa, Asia y África y ha pronunciado numerosas conferencias sobre temas de salud, el binomio mente-cuerpo y la espiritualidad. En sus populares seminarios sobre su magnífica obra *Los secretos eternos de la salud* (Ediciones Obelisco) ayuda a las personas a aprender a responsabilizarse de su salud y bienestar. Andreas organiza el foro libre *Ask Andreas Moritz* en la popular página web Curezone.com (con más de cinco millones de lectores, y siguen aumentando). Aunque el autor últimamente ha dejado de escribir en el foro, éste alberga un extenso archivo con respuestas a cientos de preguntas de prácticamente todos los temas de salud.

Tras trasladarse a Estados Unidos en 1998, Moritz se ha dedicado a desarrollar un innovador sistema de curación –el llamado Ener-Chi-Art–, que apunta a las raíces más profundas de muchas de las enfermedades crónicas. Ener-Chi-Art consiste en una serie de pinturas al óleo codificadas con rayos de luz capaces de restaurar al instante el flujo de la energía vital (*chi*) en todos los órganos y sistemas del cuerpo humano. Moritz es también fundador de la Sagrada Santimonia: un canto divino para cada ocasión, es decir, un sistema de frecuencias sonoras generadas especialmente que pueden, en sólo unos instantes, transformar temores profundamente arraigados, alergias, traumas y bloqueos mentales y emocionales en oportunidades para el crecimiento y la inspiración.

Otras obras del autor

Los secretos eternos de la salud

Este libro nació para atender la creciente demanda de una guía clara y completa que ayudara a la gente a atender su salud y bienestar de modo autosuficiente. En él se responde a algunas de las preguntas más acuciantes de nuestro tiempo: ¿cómo surge la enfermedad? ¿Quién se cura y quién no? ¿Estamos destinados a enfermar? ¿Qué causa el envejecimiento? ¿Es éste reversible? ¿Cuáles son las principales causas de la enfermedad y cómo acabar con ellas?

Entre los temas que incluye el libro se encuentran los siguientes: el placebo y el misterio mente/cuerpo; las leyes de la enfermedad y la salud; los cuatros factores de riesgo más comunes de la enfermedad; los trastornos digestivos y sus efectos en el resto del organismo; nuestros ritmos biológicos y cómo restablecerlos cuando se interrumpen; cómo crear una vida equilibrada; por qué elegir una dieta vegetariana; la limpieza del hígado, la vesícula, los riñones y el colon; eliminar las alergias; dejar de fumar de manera natural; la luz solar como medicina; las «nuevas» causas de cardiopatías; cáncer y sida; antibióticos; transfusiones sanguíneas; pruebas con ultrasonidos; los programas de vacunación a examen, y muchos más.

Los secretos eternos de la salud arroja luz sobre los principales temas acerca del cuidado de la salud y revela que la mayoría de los tratamientos médicos, incluyendo las intervenciones quirúrgicas, las transfusiones de sangre, los fármacos, etc. pueden evitarse cuando se restablecen ciertas funciones claves del organismo con los métodos naturales descritos en el libro. El lector conocerá los potenciales peligros de los diagnósticos y tratamientos médicos, así como los complementos vitamínicos, los alimentos «saludables», los productos *light*, los cereales de desayuno y las dietas que muy bien pueden haber contribuido a la actual crisis de salud en vez de resolverla. La obra incluye también un programa completo sobre el cuidado de la salud, el cual está principalmente basado en la antigua ciencia ayurvédica y en la vasta experiencia que Andreas Moritz ha ido acumulando en los últimos 30 años.

Limpieza hepática y de la vesícula
Una poderosa herramienta para optimizar
su salud y bienestar

En esta obra, Andreas Moritz trata la causa más común, aunque menos reconocida de cualquier enfermedad: los cálculos biliares que congestionan el hígado. Veinte millones de norteamericanos sufren, cada año, cólicos hepáticos. En muchos casos, el tratamiento que reciben consiste en extirparles la vesícula, lo que supone un coste total de 5.000 millones de dólares al año. Pero ese tratamiento meramente sintomático no elimina la causa de la enfermedad y, en muchos casos, simplemente allana el camino para problemas aún más graves. La mayoría de los adultos que viven en el mundo industrializado, y especialmente aquellos que sufren alguna enfermedad crónica, como cardiopatías, artritis, esclerosis múltiple, cáncer o diabetes, tienen cientos, e incluso miles de cálculos biliares (principalmente terrones de masa biliar endurecida) que les obstruyen los conductos biliares.

Este libro contiene una lúcida explicación de la causa de que existan cálculos en el hígado y en la vesícula y de por qué esas piedras pueden ser las responsables de la mayoría de las enfermedades que más nos afectan en el mundo actual. Esta obra muestra al lector los conocimientos precisos para reconocer las piedras e instrucciones sencillas para expulsarlas cómodamente en casa, sin dolor alguno; asimismo se comenta cómo evitar la formación de nuevos cálculos.

El extraordinario éxito internacional de *Limpieza hepática y de la vesícula* es testimonio de la eficacia de la limpieza en sí, que ha llevado a miles de personas a conseguir mejorar extraordinariamente su salud y su bienestar y a otorgarse el precioso don de contar con un hígado fuerte, limpio y revitalizado.

Rasgar el velo de la dualidad
Una guía para vivir sin juzgarse y ver con claridad
En *Rasgar el velo de la dualidad*, Andreas Moritz expone de manera clara y conmovedora la ilusión de la dualidad –lo bueno y lo malo, lo correcto y lo erróneo, lo claro y lo oscuro– mientras ofrece un método para acabar con todas las limitaciones que nos hemos impuesto a lo largo de una vida ceñida a una conciencia dual.

Gracias a este libro, se abre una nueva perspectiva para la humanidad: la perspectiva de la claridad, el discernimiento y la ausencia de cualquier condena. A partir de una comprensión integral, descubriremos que la ignorancia, el sufrimiento, la injusticia y la violencia cobran un objetivo y un significado más profundos.

Desde esta visión global, el autor nos muestra cómo desarrollar la capacidad de materializar los propios deseos, y nos invita a explorar el misterio del tiempo, la verdad y la ilusión de la reencarnación, las ciencias antiguas, el poder engañoso de las falsas creencias y el motivo del fracaso tan frecuente en las relaciones de pareja. Y va aún más allá, al explicar cómo identificar a los ángeles que viven entre nosotros, a descubrir nuestros cuerpos etéreos y a desarrollar nuestra capacidad innata de autocuración.

Los secretos eternos de la salud
Medicina de vanguardia para el siglo XXI
Este libro responde algunas de las más urgentes preguntas de nuestra era:

- ¿De dónde surgen las enfermedades?
- ¿Quién se cura y quién no?
- ¿Estamos destinados a enfermar?
- ¿Cuáles son las principales causas de las enfermedades y cómo podemos eliminarlas?

Los secretos eternos de la salud... analiza las principales áreas de cuidados de la salud y revela que la mayoría de los tratamientos médicos, incluidos la cirugía, las transfusiones de sangre, los fármacos... pueden evitarse cuando ciertas funciones del cuerpo se restablecen a través de los métodos naturales expuestos en el libro. El lector también descubrirá los posibles riesgos de los diagnósticos y tratamientos médicos, y las razones por las cuales los suplementos dietéticos, las comidas «sanas», los productos *light*, los cereales integrales del desayuno, las comidas y programas dietéticos pueden haber contribuido a la actual crisis de la salud en lugar de ayudar a su solución.

Este libro incluye un completo programa de salud, que se basa primordialmente en el antiguo sistema médico del Ayurveda.

El cáncer no es una enfermedad
Descubra qué función tiene el cáncer, cómo resolver aquello que lo ha causado y cómo llegar a sentirse más sano que nunca
En *El cáncer no es una enfermedad*, Andreas Moritz expone que el cáncer es el síntoma físico que nuestro cuerpo manifiesta en un último intento de luchar contra una congestión extrema de células y toxinas. El autor afirma que la eliminación de las causas subyacentes que fuerzan al cuerpo a producir células cancerosas es lo que establece los preliminares de una curación total en el plano corporal, mental y emocional.

Este libro anima al lector a enfrentarse a una concepción totalmente nueva del cáncer, ante la cual la que prevalece actualmente se queda anticuada. Generalmente, los tratamientos convencionales, en los cuales se eliminan, extraen o queman las células cancerosas, sólo ofrecen en la mayoría de los casos un índice de remisión de la enfermedad de un 70 %, y la mayoría de los supervivientes se «curan» durante unos cinco años o menos, como mucho.

El Dr. Hardin Jones, destacado oncólogo y catedrático de la Universidad de California, en Berkeley, afirmaba: «Los pacientes de cáncer están igual de bien o mejor cuando no reciben ningún tratamiento [...]». Las cifras publicadas de los pacientes que sobreviven a un cáncer sin tratamiento alguno son las mismas o mejores que las de aquellos que lo siguen. Hay más personas que mueren a causa de los tratamientos contra el cáncer que personas que se salvan gracias a ellos.

El cáncer no es una enfermedad muestra por qué los tratamientos convencionales contra el cáncer son a menudo fatales, qué es lo que realmente genera el cáncer y cómo es posible acabar con los obstáculos que impiden que el cuerpo se cure por sí mismo. El cáncer no es un atentado contra la vida, al contrario, esta «terrible enfermedad» es el intento final y desesperado del cuerpo por salvarnos. A menos que cambiemos nuestra concepción de lo que es realmente el cáncer, éste seguirá amenazando la vida de prácticamente una de cada dos personas. Este libro constituye una esperanza para quienes desean convertir el victimismo en fuerza y dominio, y la enfermedad en salud.

Diabetes ¡Nunca más!
Descubrir las verdaderas causas de la enfermedad y curarse
Según Andreas Moritz, la diabetes, en la mayoría de los casos, no es una enfermedad, sino un mecanismo complejo de protección o de supervivencia del cuerpo humano para evitar las posibles consecuencias fatales de una dieta y un estilo de vida poco saludables. A pesar de los incesantes esfuerzos del organismo (a los cuales llamamos enfermedades) por protegerse, millones de perso-

nas sufren o mueren innecesariamente. En la diabetes, el desequilibrio del nivel de azúcar en sangre no es una enfermedad en sí, sino un síntoma. Cuando el organismo desarrolla una diabetes no es que esté equivocándose o intentando acabar consigo mismo. La actual epidemia de diabetes la ha provocado el hombre y, por consiguiente, puede detenerse con unos cambios sencillos, pero efectivos, en la dieta y el estilo de vida.

Este libro aporta datos esenciales sobre las diferentes causas que originan la diabetes y la manera de evitarlas. Para detener la epidemia de diabetes necesitamos crear las circunstancias correctas que permitan que el cuerpo sane por sí mismo. Del mismo modo que existe un mecanismo que desencadena la diabetes, existe otro para acabar con ella. ¡Descúbrelo!

Es hora de vivir
Empieza a ejercer hoy el asombroso poder sanador
de tu cuerpo, tu mente y tu espíritu
En este libro, el autor analiza la profunda necesidad interior del hombre de sabiduría espiritual y nos ayuda a desarrollar una nueva sensación de vivir, basada en el amor, el poder y la compasión. Describe en detalle nuestra relación con el mundo natural y analiza cómo podemos emplear sus asombrosos poderes en nuestro beneficio y de la humanidad.

Es hora de vivir cuestiona algunas de nuestras creencias más arraigadas y ofrece una forma de liberarnos de las restricciones emocionales y las limitaciones físicas que hemos creado en nuestras vidas. Examina los factores que modelan nuestro destino, revela secretos sobre el envejecimiento que nos permitirán triunfar y explica cómo usar el poder de la intención, abrir el corazón y prosperar material y espiritualmente.

Escucha el susurro, vive tu sueño
Descubre el manantial de la inspiración verdadera
Escuchar los susurros de tu corazón te hará libre. A través de estas páginas captarás, asimilarás y explorarás la belleza y la dicha de tu centro de amor e intuición. Eres como un delfín que surca un mar de alegría. Ábrete a la maravillosa plenitud de tu individualidad, sin reservas y sin emitir juicios. Los juicios representan un obstáculo, son rocas que se interponen en el camino que te conduce hacia el confín superior de tu destino. Aparta, por fin, esas rocas y siente cómo la alegría de tu verdad interior crece rápidamente. Te deseamos que estos aforismos de amor, alegría y sabiduría te inspiren para llegar a ser la maravillosa criatura que, por nacimiento, estás destinado a ser.

Las vacunas
Sus peligros y consecuencias
En este libro, Andreas Moritz nos acompaña en un polémico recorrido por la relación de causa y efecto que existe entre la vacunación y diversos problemas de salud, proporcionándonos de paso información confidencial sobre algo que las compañías farmacéuticas no quieren que sepamos: que las vacunas hacen más mal que bien.
¿Sabías que los niños vacunados presentan un aumento significativo de la incidencia de asma, del trastorno por déficit de atención con hiperactividad, de trastornos neu-

rológicos y de autismo? Y no sólo eso: está demostrado que las personas que se vacunan contra una enfermedad tienen más probabilidades de contraer esa misma enfermedad que las que no se vacunan.

El autor se vale de los resultados de múltiples investigaciones y de datos científicos rigurosos para demostrarnos que las vacunas pueden destruir el sistema inmunológico y hacernos más propensos a sufrir alergias. Cada vacuna que nos inyectan tiene además la capacidad de acabar con la inmunidad frente a otras enfermedades potencialmente letales.

Este libro es nuestra segunda oportunidad de cara al futuro. Andreas Moritz nos insta a que nos responsabilicemos de nuestro cuerpo en todo momento y a no permitir que otra persona inyecte sustancias potencialmente nocivas en él. Esta obra te proporciona la información necesaria para poder tomar una decisión informada y coherente ante cualquier vacunación.

TÉCNICAS CURATIVAS, PRODUCTOS Y SERVICIOS DEL AUTOR

La Sagrada Santimonia: una sanación emocional

La Sagrada Santimonia es un sistema de sanación único que utiliza sonidos de palabras concretas para reparar los profundos desequilibrios emocionales y espirituales. Las poderosas palabras que se pronuncian en la Sagrada Santimonia se realizan a partir del uso integral y cerebral de las letras de la *lengua antigua*, una lengua compuesta por los sonidos básicos que subyacen en toda manifestación física y la suscitan. Las letras de la lengua antigua vibran en un nivel mucho más alto que nuestras lenguas modernas, y cuando se combinan para formar palabras completas, generan sentimientos de paz y armonía (Santimonia) para calmar las tormentas de malestar, violencia y confusión, tanto internas como externas.

En abril de 2002 empezó de forma espontánea a cantar los sonidos que supuestamente mejoran ciertos estados patológicos. Estos sonidos se parecían a los cantos de los indios nativos de Norteamérica, de los monjes tibetanos, de los pundits védicos (sánscrito) y de lenguas de otras galaxias (desconocidas en el planeta Tierra). En dos semanas logró pronunciar sonidos que instantáneamente eliminaban bloqueos emocionales y la resistencia o la aversión a ciertas situaciones y personas, alimentos, productos químicos, formas de pensar, creencias, etc. He aquí unos pocos ejemplos de la ayuda que puede prestar la Sagrada Santimonia:

- Reducir o superar temores relacionados con la muerte, la enfermedad, el cuerpo, los alimentos, los productos químicos nocivos, los progenitores y otras personas, la escasez, la pobreza, las fobias, los peligros ambientales, el futuro y el pasado, la coyuntura económica inestable, la inestabilidad política, etc.
- Curar o mitigar una herida reciente, la sensación de decepción o de furia a causa de traumas emocionales del pasado o de experiencias negativas de la vida.
- Limpiar los *registros akáshicos* (registro en la conciencia de todas las experiencias que el alma ha recopilado en

todas las corrientes de la vida) de elementos temibles persistentes, incluidas la idea y la noción de que estamos separados y no formamos un todo con el Espíritu, Dios o nuestro Yo Supremo.

- Sentar las bases para poder resolver los asuntos kármicos, no a través del dolor y el sufrimiento, sino de la creatividad y el gozo.

- Mitigar o eliminar alergias e intolerancias a alimentos, sustancias químicas, pesticidas, herbicidas, contaminantes atmosféricos, radiaciones, medicamentos, subproductos farmacéuticos, etc.

- Equilibrar las causas psicoemocionales profundas de toda enfermedad crónica, incluidos el cáncer, las cardiopatías, la esclerosis múltiple, la diabetes, la artritis, los trastornos cerebrales, la depresión, etc.

- Resolver otras dificultades o impedimentos en la vida y ayudar a «convertirlos» en las útiles bendiciones que realmente son.

Ener-Chi Art

Andreas Moritz, en colaboración con la Dra. Dr. Lillian Maresch, ha elaborado un nuevo método de curación y rejuvenecimiento ideado para restablecer la energía vital básica (Chi) de un órgano o de un sistema corporal en cuestión de segundos. De manera simultánea, este método ayuda asimismo a sanar las causas emocionales de la enfermedad.

Los métodos orientales de curación, como la acupuntura y el shiatsu, están pensados para mejorar el bienestar corporal por medio de la estimulación y el equilibrio del Chi en los diferentes órganos y sistemas. De modo similar, el Ener-Chi Art está ideado para restablecer el equilibrio del Chi en todo el cuerpo.

Según los más antiguos sistemas de salud y curación, el equilibrio de la energía Chi es la clave determinante para un cuerpo y una mente sanos. Cuando el Chi fluye por el cuerpo sin trabas, la salud y la vitalidad persisten. Por el contrario, si el flujo del Chi queda interrumpido, la salud y la vitalidad suelen decaer.

Una persona puede determinar hasta qué punto el fluido del Chi en sus órganos y sistemas corporales es el adecuado con un simple test muscular. A fin de determinar la efectividad del método Ener-Chi Art es importante efectuar este test antes y después de contemplar cada una de las imágenes de Ener-Chi-Art.

Para facilitar la aplicación de este método, Andreas ha creado una serie de imágenes curativas que han sido activadas a través de un procedimiento único que imbuye cada obra de arte con unos rayos de un color específico (derivado de las dimensiones más altas). Es necesario contemplar al menos un minuto las imágenes para obtener el máximo provecho y, durante ese tiempo, se restablece por completo el flujo del Chi en órganos y sistemas. Aplicado globalmente, Ener-Chi Art establece las condiciones previas para que todo el cuerpo se sane y rejuvenezca por sí mismo.

Piedras ionizadas Ener-Chi

Las piedras ionizadas Ener-Chi son piedras y cristales energizados, activados e imbuidos de fuerza vital a través de un proceso especial creado por la Dra. Lilian Maresch y Andreas Moritz, los fundadores del método Ener-Chi Art.

La inoización de las piedras no se había intentado antes, pues pocas veces se han considerado útiles en el ámbito de la curación. Sin embargo, las piedras tienen el poder inherente de conservar y liberar grandes cantidades de información y energía. Una vez ionizadas, energizadas o activadas ayudan a establecer el equilibrio en casi todo lo que tocan. La activación de las piedras puede ser una clave importante para sobrevivir en un mundo que está sufriendo una contaminación muy importante y la destrucción de su equilibrio ecológico.

En las primeras etapas evolutivas de la Tierra, cada partícula de materia del manto planetario contenía el proyecto de todo el globo, del mismo modo que cada célula de nuestro cuerpo contiene, en la estructura del ADN, el proyecto de todo nuestro cuerpo. La información sobre el proyecto sigue encerrada en cada partícula de materia, sólo que se halla en estado de letargo. El proceso de ionización «revive» esta información original y permite liberar las energías asociadas. En este sentido, las piedras ionizadas Ener-Chi están vivas y conscientes y pueden llenar de energía y equilibrar cualquier sustancia natural con la que entren en contacto.

Al colocar una piedra ionizada junto a un vaso de agua o un plato con comida, el agua o el alimento se energizan, aumentando así su digestibilidad y la absorción de sus nutrientes. Las piedras ionizadas pueden también utilizarse de manera efectiva conjuntamente con el método Ene-Chi Art: simplemente colocando una piedra ionizada en la parte correspondiente del cuerpo mientras se contempla una imagen Ener-Chi Art.

Usos potenciales de las piedras ionizadas:

Beber agua ionizada

Si se coloca una piedra ionizada junto a un vaso de agua durante medio minuto, el agua se ioniza. El agua ionizada es un potente limpiador que contribuye a digerir los alimentos, refuerza el metabolismo y aporta energía a todo el organismo.

Tomar alimentos ionizados

Colocando durante medio minuto una piedra ionizada junto a los alimentos que vamos a tomar, éstos se ionizan y se equilibran. Incluso los alimentos de cultico biológico están algo contaminados debido a las partículas contaminantes de la atmósfera y de la tierra. Esos mismo alimentos están afectados por la falta de ozono y por la exposición a las radiaciones electromagnéticas del medio ambiente. Esos efectos negativos suelen neutralizarse mediante el uso específico de las piedras ionizadas.

Baño de pies ionizado

Al colocar piedras ionizadas (preferentemente cantos rodados con la superficie redondeada) bajo las plantas de los pies mientras éstos se sumergen en agua, el cuerpo empieza a descomponer toxinas y materias residuales en sustancias orgánicas inofensivas.

Mejorar las terapias curativas

Las piedras ionizadas son ideales para mejorar efectos de una terapia curativa. La Stone Therapy, por ejemplo, es una nueva terapia popular que se ofrece en algunos balnearios innovadores. Consiste en colocar piedras calientes en los puntos energéticos clave del cuerpo. Si estas piedras se ionizaran antes de colocarlas sobre el cuerpo, los efectos curativos serían todavía más notables. De hecho, la aplicación de piedras ionizadas en un punto débil o doloroso del cuerpo, incluido el *chakra* correspondiente, tiene efectos saludables. Si se utilizan cristales en la terapia, ionizados previamente, se incrementa notablemente sus efectos positivos.

Equilibrio del aura y de los chakras
Si se coloca una piedra ionizada o un cristal ionizado a media mitad de la columna vertebral durante medio minuto, se equilibran todos los *chakras* o centros energéticos, estado que se mantiene durante varias semanas o incluso meses. Dado que los desequilibrios energéticos en los *chakras* y el campo áurico son una de las principales causas de los problemas de salud, restablecer el equilibrio es una forma muy efectiva de mejorar la salud y el bienestar.

Colocar una piedra ionizada junto a la cañería
principal de casa
Colocando una piedra ionizada sobre la cañería principal de la casa se ionizará el agua del grifo, con lo que ésta será más fácil de absorber y contendrá más energía.

En el interior o cerca de la caja de fusibles
eléctricos de la casa
Si colocamos una piedra ionizada grande dentro de la caja de fusibles, o bien encima o debajo, anularemos los efectos perjudiciales de la radiación electromagnética.

Esto se puede comprobar mediante la prueba muscular (tal y como se muestra en la hoja de instrucciones de Ener-Chi Art) frente a un televisor o un ordenador, ya sea antes o después de colocar la piedra en la caja de fusibles. Si en la casa no hay una caja de fusibles accesible, se puede colocar una piedra junto al cable de alimentación de los electrodomésticos o cerca de la base de los enchufes.

Piedras ionizadas en combinación con Ener-Chi Art
Las piedras ionizadas pueden utilizarse para mejorar los efectos de las imágenes de Ener-Chi Art. Basta colocar una piedra ionizada sobre la zona correspondiente del cuerpo mientras se contempla una imagen de Ener-Chi Art. Si, por ejemplo, se está contemplando una imagen asociada al corazón, la piedra ionizada se coloca sobre la zona del corazón. La naturaleza de las energías implicadas en los cuadros y en las piedras es similar. Por tanto, si las piedras se utilizan en combinación con las imágenes, se crea una resonancia que aumenta en gran medida el efecto global.

Mejorar el entorno
A fin de crear un entorno más energético y equilibrado, basta colocar una piedra ionizada cerca de los objetos que nos rodean durante medio minuto. Las piedras ionizadas afectan a todos los materiales naturales, como objetos de madera, muebles de madera o metal, muros de piedra y chimeneas de ladrillo o de piedra. Los lugares de trabajo, especialmente junto a los ordenadores, son sitios muy adecuados para colocar estratégicamente una

o más piedras ionizadas. Lo mismo puede aplicarse a los dormitorios, colocando las piedras bajo la cama o bien bajo la almohada.

Potenciar el crecimiento de las plantas
Si se colocan piedras ionizadas junto a un tiesto o un florero, aumentará la salud y belleza de las plantas, ya que las piedras ionizan el agua que reciben las plantas, independientemente de que sean de interior o de exterior. Lo mismo sucede con las plantas de consumo y los huertos ecológicos.

Nota: Uno mismo puede preparar tantas piedras ionizadas como quiera simplemente manteniendo durante 40 o 50 segundos la «piedra base» unida a otra piedra o cristal. Las piedras nuevas tendrán los mismos efectos que la piedra original.

Para contactar con el autor y para cualquier consulta relativa al método Ener-Chi Art, las piedras ionizadas y otros productos, contacta por favor con:

ENER-CHI WELLNESS CENTER
Página web: http://www.ener-chi.com
E-mail: andmor@ener-chi.com
Llamada gratuita: (1-866)258-4006 (EE.UU.)
(709) 570-7401 (Canadá)

Para más información sobre productos de Andreas Moritz en Europa, consulta la siguiente web:
www.andreas-moritz.eu

Índice

Reconsiderar el sida 7

El VIH, un inofensivo virus pasajero 11

Pruebas erróneas del VIH:

La verdadera causa de la epidemia del sida 12

El VIH no puede causar más problemas

que una gripe 20

El VIH se comporta como cualquier otro virus . . . 22

Examen de las investigaciones realizadas 24

¿VIH + neumonía = sida? 26

Graves manipulaciones estadísticas 28

El VIH no es un virus nuevo. 33

Nuevos indicios: el VIH raramente se propaga

por vía heterosexual. 35

¿Quién contrae el sida?. 37

Las causas reales del sida 39

Las drogas 39

Los antibióticos. 44

Transfusiones de sangre 45

Sida: un trastorno metabólico, no una

enfermedad infecciosa. 48

Los medicamentos para el sida provocan el sida . . 55

Sida: una toma de conciencia   61

Dos grandes remedios   63

Té de Ojibwa, el preparado Essiac de 8 hierbas:

    ¿un remedio para todas las dolencias?   66

Acerca del autor   71

Otras obras del autor   73

    Técnicas curativas, productos y servicios

        del autor   81